大人気レストラン
「然の膳」の

# 世界一
# 美味しい
# カンタン
# 薬膳ごはん

薬膳レストラン「然の膳」
医師 田中奏多［監修］

アスコム

おいしくて体によくて
ひと味違った料理を作りたい。
でも薬膳って難しそう……。
そんなあなたのために

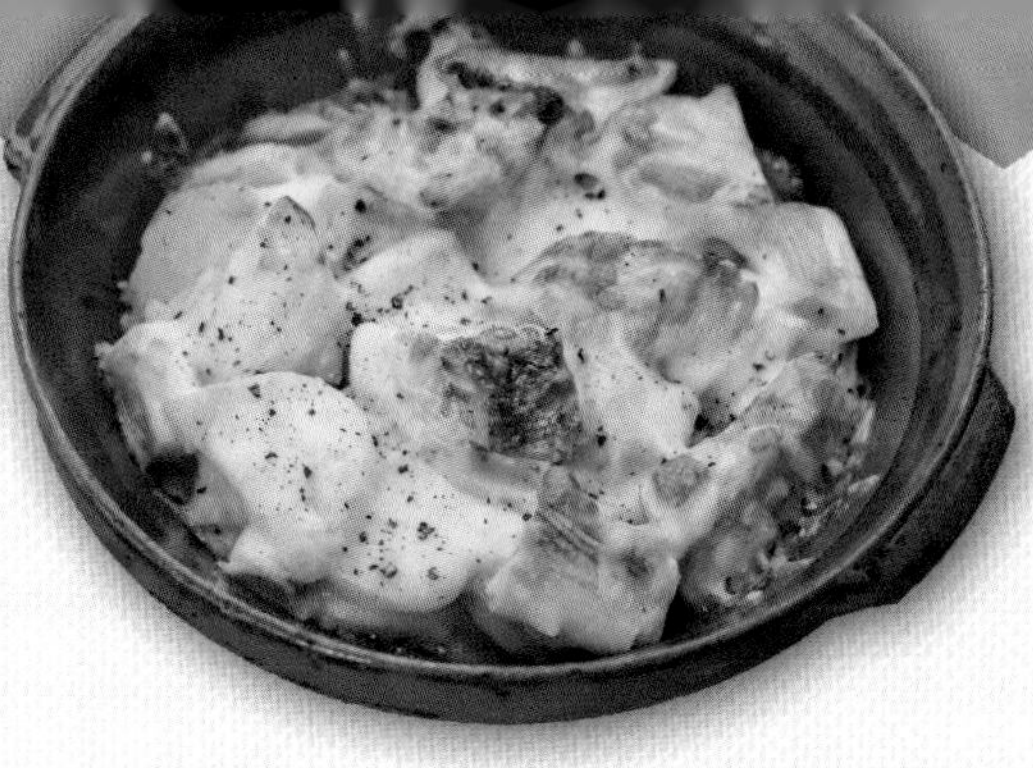

薬膳っぽく
見えなくても
しっかり体を
整えます！

# 1時間待ちの行列ができる薬膳レストラン「然の膳」がウマすぎ薬膳を考えました。

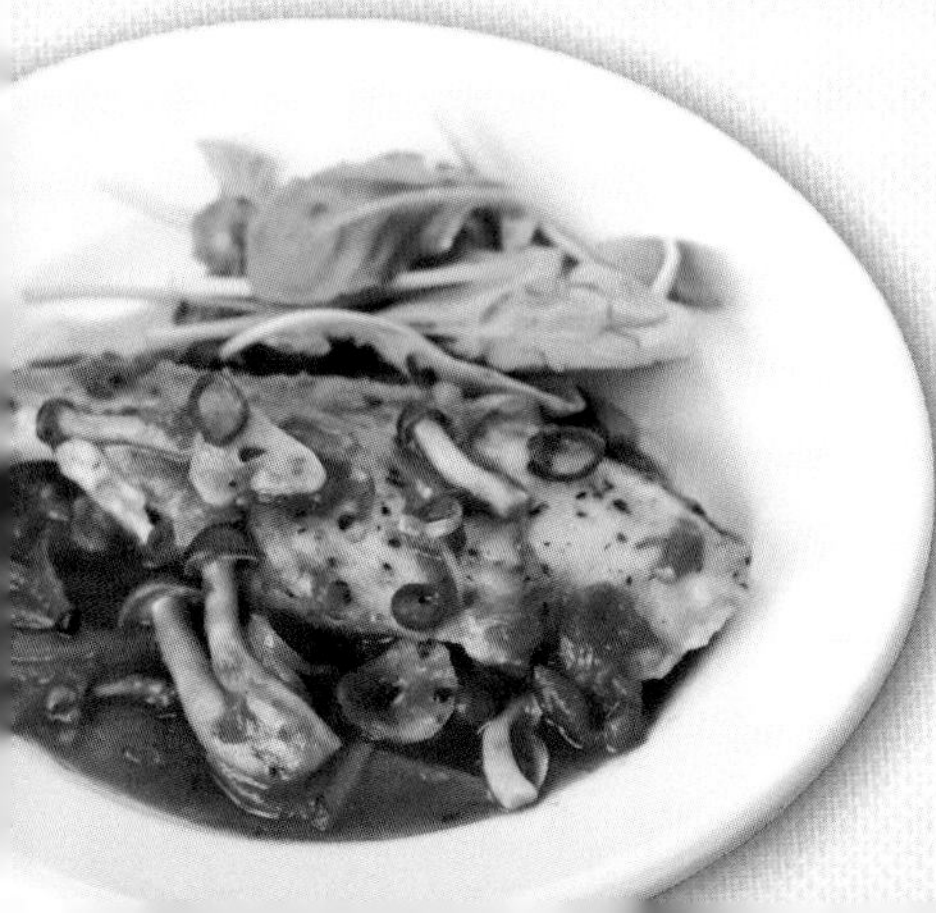

インスタで人気の
料理家さんと
おうち目線で
作りました！

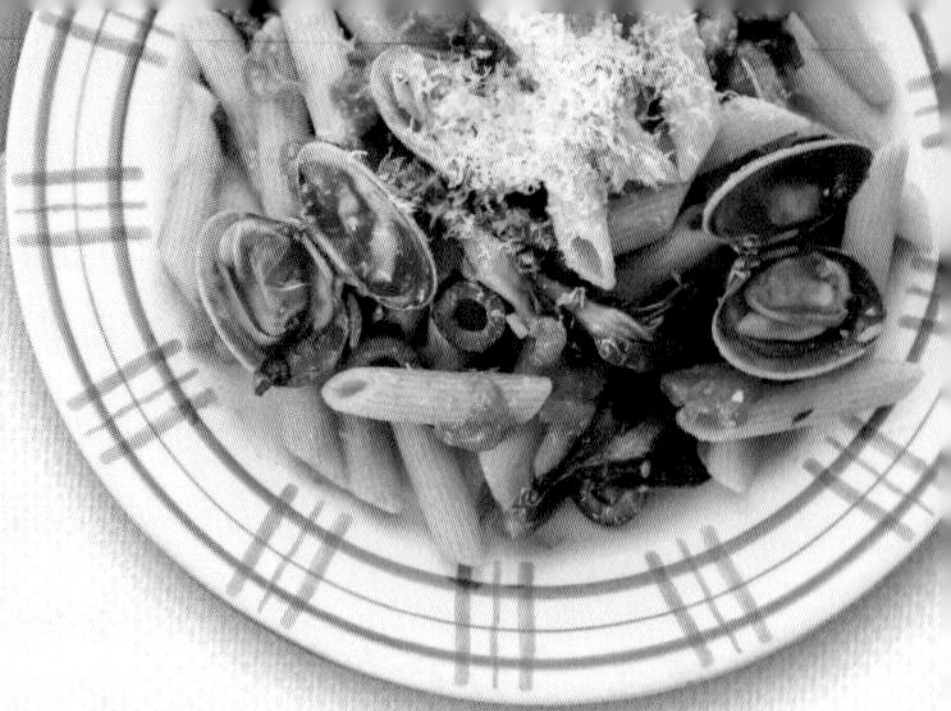

# 「然の膳」は こんなレストランです。

- □ 全国の病院や医療センターに出店する美味しくて体にいい薬膳レストラン！
- □ 医師や看護士が「自分の病院にもほしい」と言うほど評判です！
- □ 日本の薬膳の第一人者、追立久夫氏が総料理長！
- □ 本格薬膳を定番メニューにアレンジして大人にも子どもにも大人気！

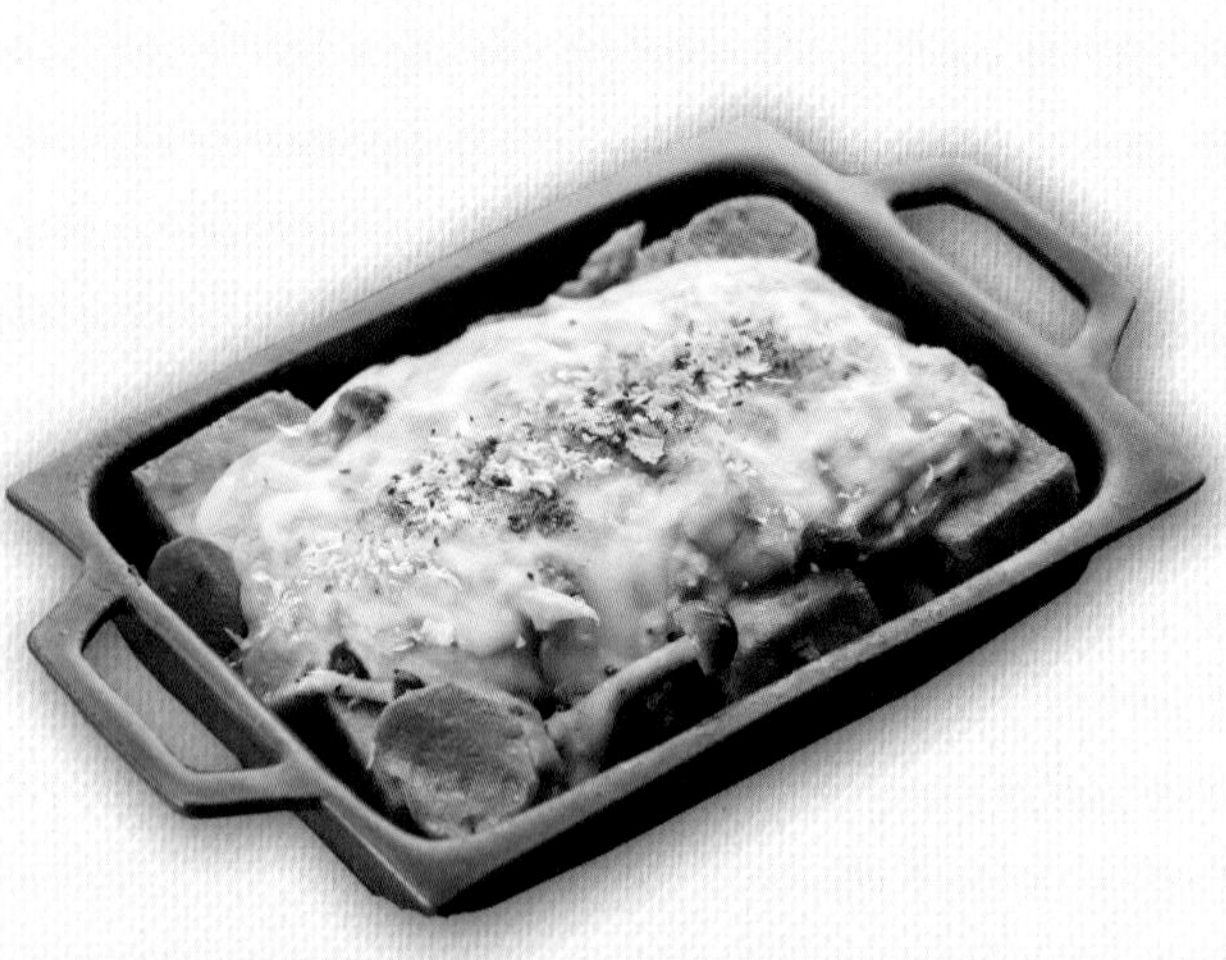

子どもでも
モリモリ
食べられる
おいしさ！

## おいしいの声が続々！

健康に気遣いながら、こんなにおいしいのは他の店にはありません。また来たいと思うようなおいしさでした。 （10代・女性）

とても体によいものばかりで、“しあわせ”になった気分です。お味のほうも口によく合い、とてもおいしかったです。 （70代・女性）

おいしくて身体に良い食材を色々食べられるのがうれしい！ （30代・女性）

健康に気遣った優しい食事がとても好きで時々家族で来ています。 （70代・男性）

食べているうちから血行が良くなっている感じがしました。メニューにこと細かく効能が書いてあるのもひじょうによかったです。 （40代・女性）

※「然の膳」店頭アンケートより

## そんなレストランが作ったのがこの本です。

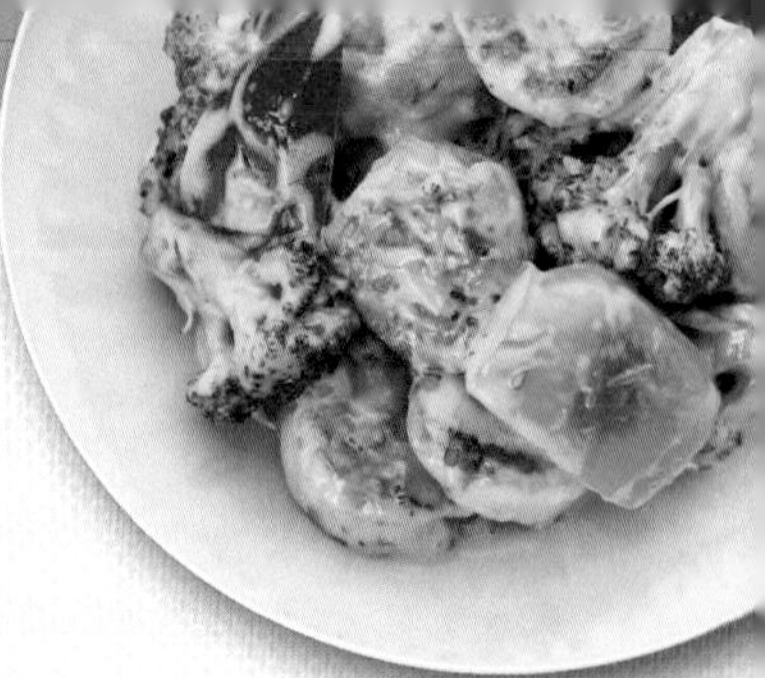

食材選びの
コツも
わかっちゃう

家族に健康でいてもらいたい
もうひと手間かけて料理を楽しみたい
献立のバリエーションを楽に増やしたい

こんな風に思っているとしたら
カンタン薬膳ごはんは
あなたにピッタリ。

ぜひ作ってみてください！

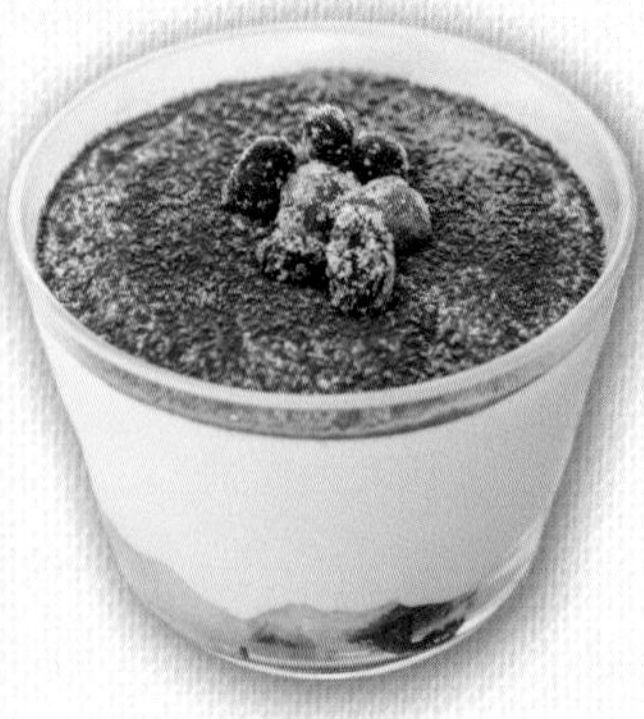

デザートだって
罪悪感OFF!

「然の膳」の
薬膳ごはんは
いいこと
だらけ!

疲労回復や
冷えなど、
不調に効きます

免疫力アップや
めぐりの改善、
腸活など、
体を中から元気に
します

どんな料理も
ひと振りで
薬膳ごはんに変える
「かける薬膳」

自然のものを
無駄なく食べて
環境保全にも
貢献できます

食材の味と
栄養を活かす食事で
子どもの食育にも
つながります

食べ合わせの
コツがわかり
献立の
バリエーションが
増えます

身近な食材、
調味料しか
使っていません

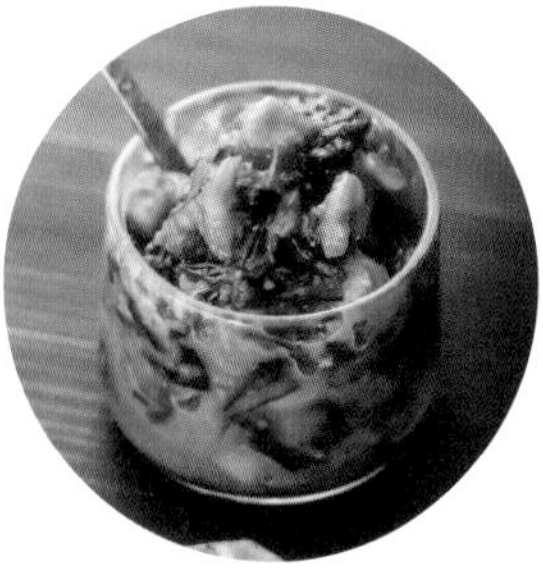

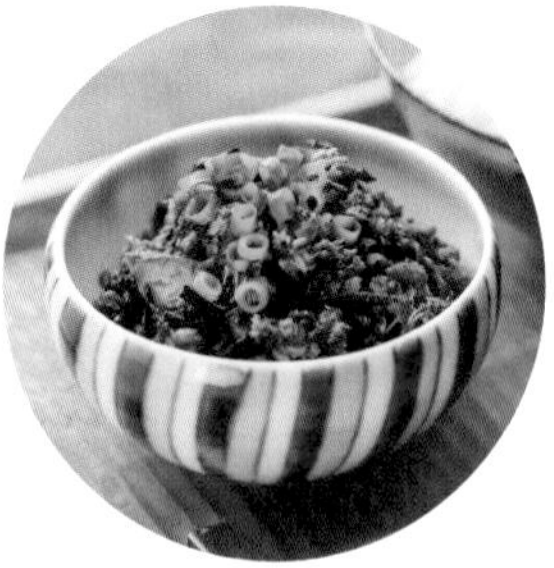

## 第3章

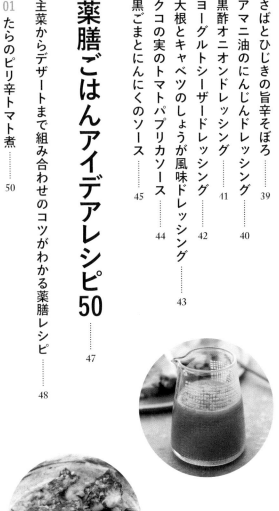



### 主菜

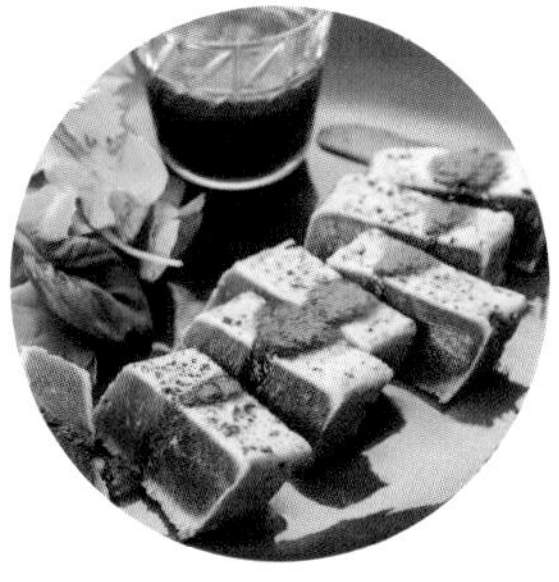

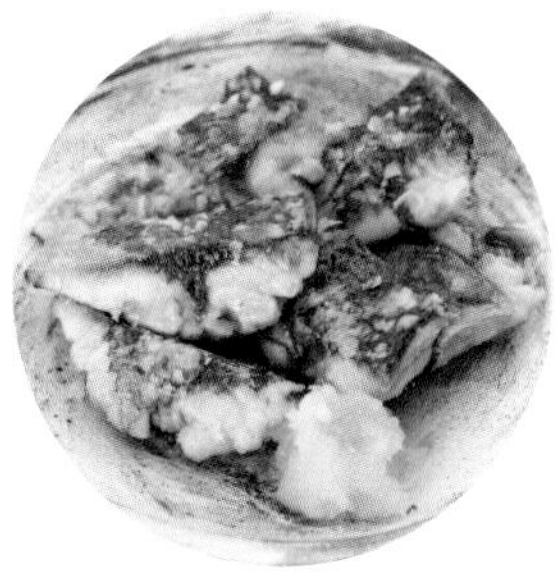

## 副菜



## 一品もの



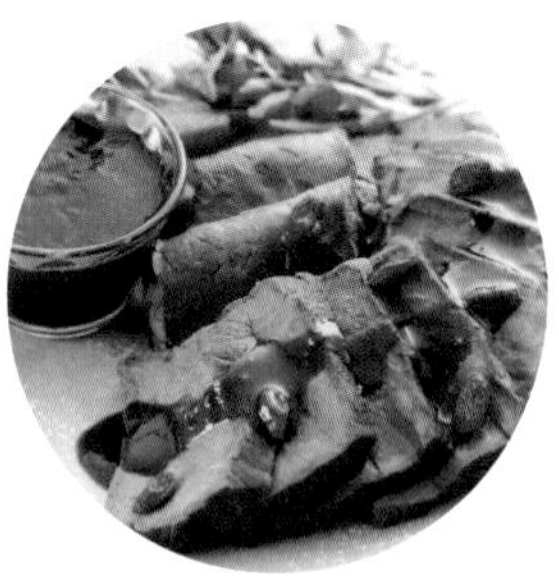

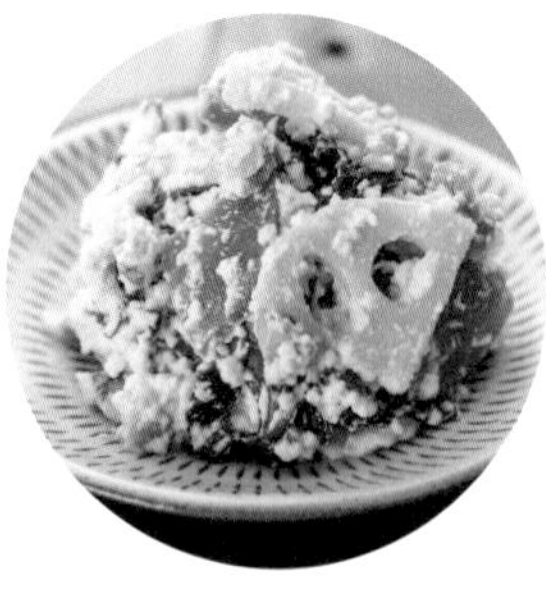

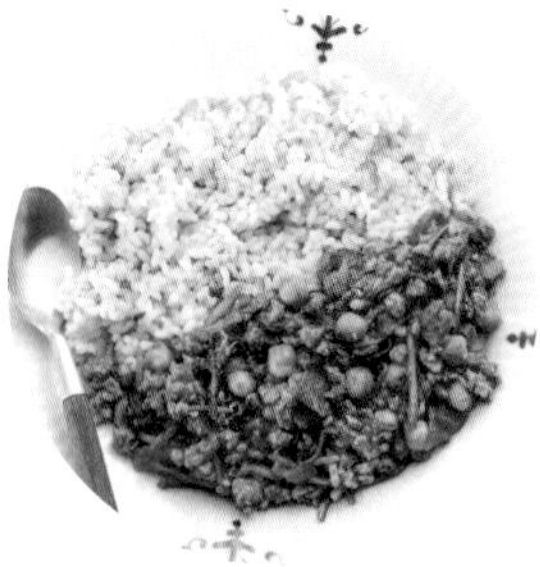

## 汁・飲み物



## スイーツ



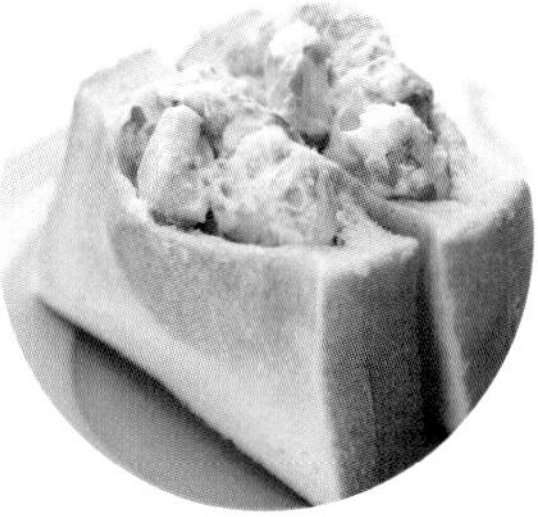

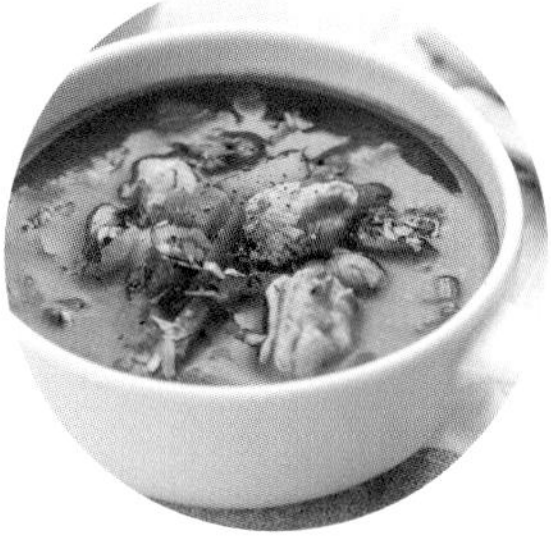

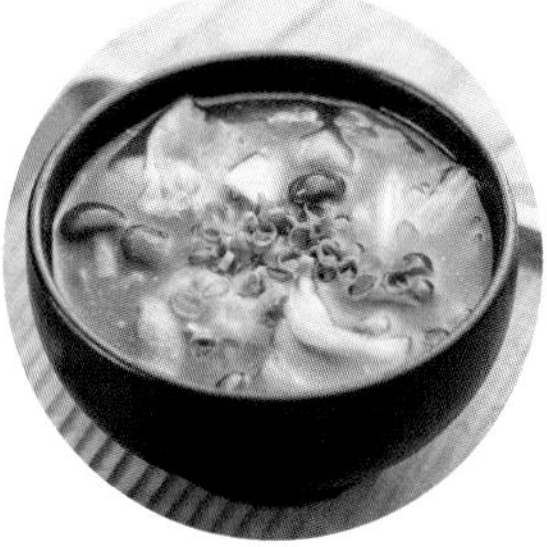

# 第4章 薬膳は病気にならない体をつくる「健康ごはん」



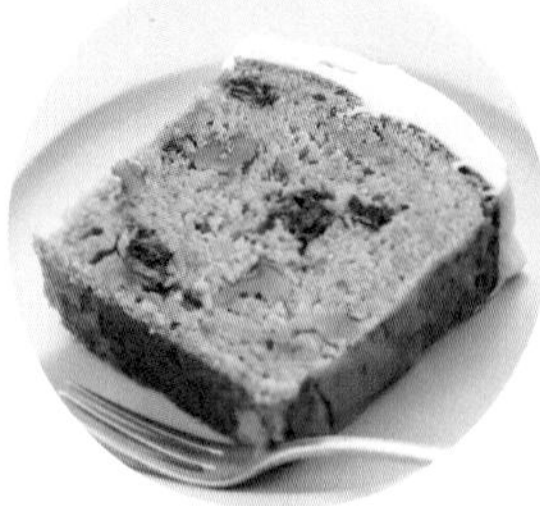

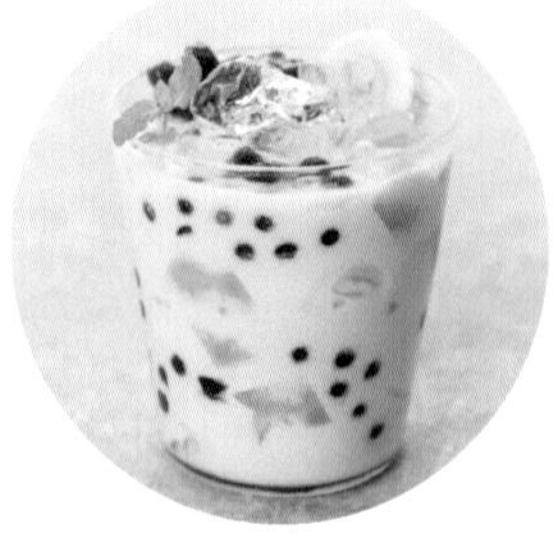

# 第1章

# とってもカンタン！組み合わせのひと工夫で「薬膳ごはん」

**とんかつ** × ◯◯◯◯
→消化を助けて胃もたれを防ぐ
**みそ汁** × ◯◯◯
→腸活と疲労回復、血圧低下も
**マヨネーズ** × **◯◯◯の皮**
→血のめぐりを改善する

答えはこの章に書いてあります。

# なぜ、とんかつにキャベツ？ 薬膳の基本は「組み合わせ」

薬膳と聞いて思い浮かべるのが、「体にやさしい」「健康にいい」。
その一方で、

・家庭で作るのはたいへん
・効果や作り方を調べるのが面倒
・材料をそろえるのがたいへん
・薬みたいでおいしくなさそう

というイメージがあります。「面倒」「まずそう」「苦そう」……。だから、薬膳を毎日の献立から遠ざけている人も多いと思います。

みなさん、薬膳を難しく考えているようですね。
薬膳料理を食べると、体が温かくなったり、血行がよくなったり、疲れがとれたりするのは事実ですが、薬膳は必ずしも「生薬」といわれる漢方薬の原料が使われているわけではありません。

**生薬を使わなくても、薬膳料理は作れます。**

そもそも、毎日の料理に使っている野菜や穀物、肉類といった食材には、それぞれに体を健康にする効能があります。

その特性を目的に合わせて組み合わせるのが、薬膳。

薬局や専門店へ行かなくても、**近くのスーパーで買ってきた食材をうまく組み合わせれば、いつでも作れるのが薬膳料理**なんです。

組み合わせを考えるのが面倒と思うかもしれませんが、実はふだんの食卓で、すでに薬膳料理を食べていることもあります。

たとえば、とんかつの付け合わせに、千切りしたキャベツ。

これも、食材の効能を活かした健康ごはん。**消化を助けるキャベツだからこそ、胃もたれを起こしやすいとんかつに最適な付け合わせ**なのです。効能が異なるレタスでも、白菜でもなく、キャベツだからこそ一緒に食べる意味があるのです。

# みそ汁にレモン汁を数滴。足すだけ薬膳ごはん

薬膳料理を一から作ろうと身構えるから難しくなります。

みなさんも、野菜を多めに摂ろうとか、塩分を控えめにしようとか、カロリーを抑えてとか、少しでも体にいい食事にしようと考えることがあると思います。薬膳を献立に取り入れるのも、その延長線上だと、まずは考えてください。

そもそも薬膳料理を食べたからといって、すぐに血圧が下がるとか、糖尿病が治るとか、疲れがとれるといった効果があるわけではありません。**毎日食べることで、少しずつ体質を変えていくのが薬膳**。

続ければ続けるほど、血圧が安定してきたとか、血糖値が安定してきたとか、疲れにくくなったといった効果があらわれるようになります。

ですから、「薬膳だ」と頑張らずに、**いつものごはんの食材の組み合わせを少し工夫す**

**る。そこからはじめましょう。**それだけで、立派な健康ごはんになります。

その組み合わせのヒントを、これからいくつか紹介していくことにしましょう。

まずは、**いつものメニューになにかを加える。**

たとえば、**いつものみそ汁に、絞ったレモンを数滴落としたり、薄く輪切りにして入れたり、ゆずのように、おろし金ですりおろして入れたり……。**

これで、薬膳みそ汁。

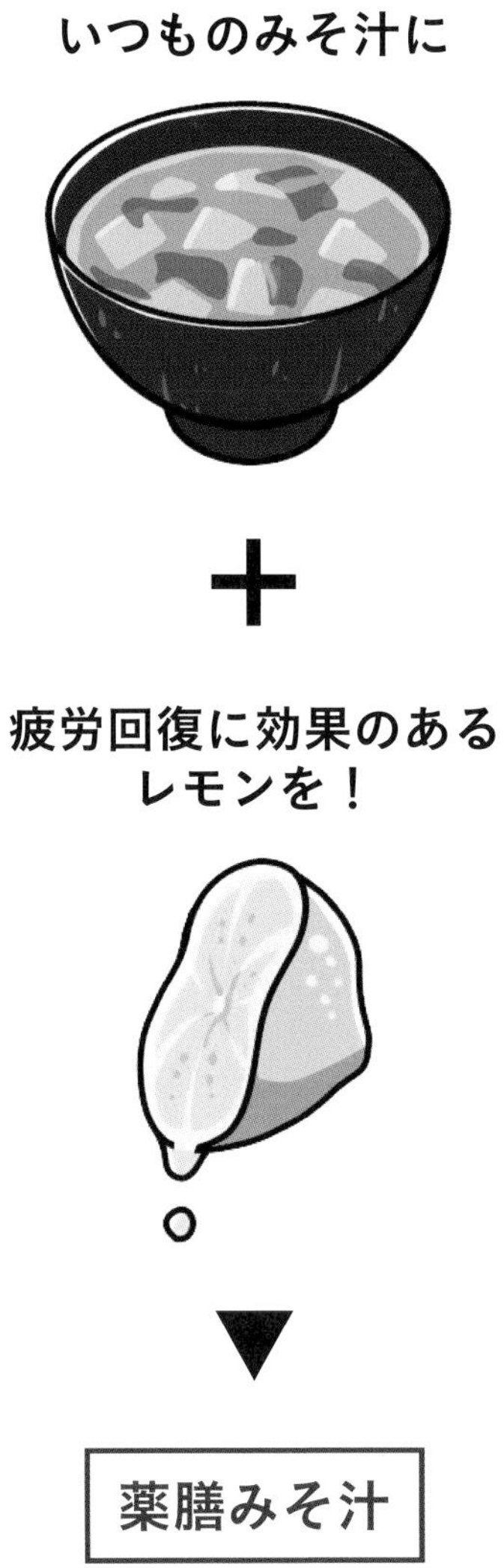

いつものみそ汁に
＋
疲労回復に効果のある
レモンを！
薬膳みそ汁

たとえば、野菜サラダにマヨネーズをかけて食べるなら、**マヨネーズにミカンの皮を刻んで入れたり、しょうがを刻んで入れたり……。**

これで、薬膳マヨネーズ。

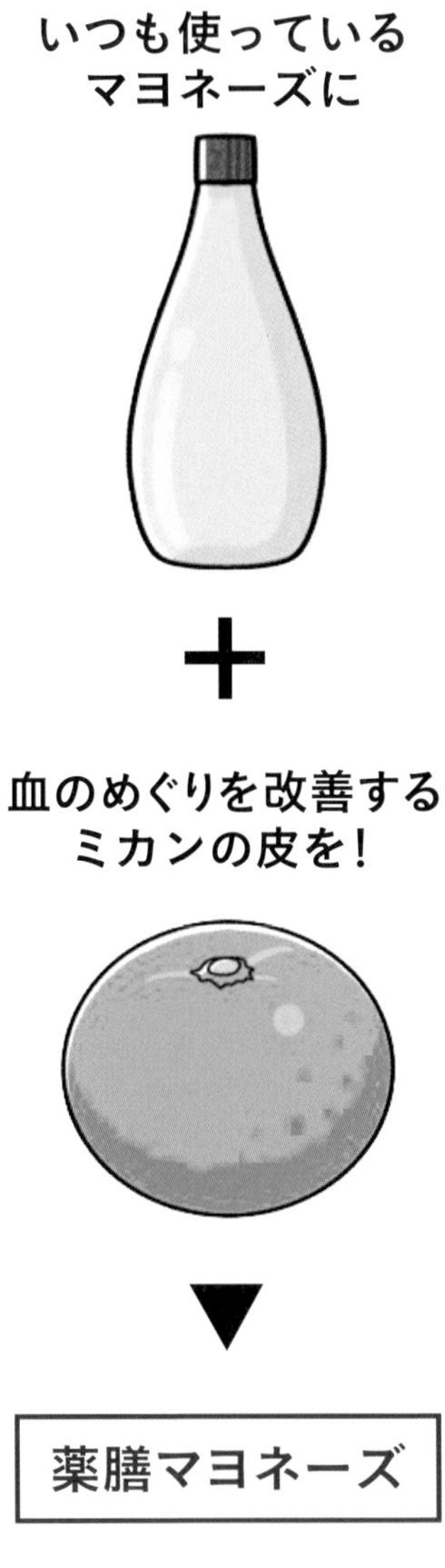
いつも使っている
マヨネーズに
＋
血のめぐりを改善する
ミカンの皮を！
▼
薬膳マヨネーズ

疲労回復に効果のあるレモンを、腸内環境を整える効果のみそ汁に加えることで、バテ気味の体を改善してくれます。最近の研究では、レモンに含まれるクエン酸が血圧を下げる効果が期待されることもわかってきています。また、ミカンの皮には血のめぐりの改善など、しょうがには冷え性改善などの健康効果があります。

# 食材を一品替えるだけ。入れ替え薬膳ごはん

**いつものメニューの食材を入れ替える。**これでも薬膳料理になります。

みなさんは、たたいたきゅうりとなにを合わせますか？

ごま油としょうがという人もいれば、ごま油とにんにくという人もいれば、ナンプラーとレモン汁でエスニック風にして食べるという人もいると思います。

そんないつもの食べ方を少しアレンジしてみる。

たとえば、**たたいたきゅうりに、梅干しを潰すか、刻んで和える。**

**これで、夏の薬膳料理になります**。ごま油としょうがやにんにくでもおいしいメニューですが、夏が旬のきゅうりを梅と合わせることで、夏に合わせた体への効果をもつごはんになります。

梅には疲労物質を外に排出する効能があり、体の熱を冷まし、脱水を予防するきゅうりと合わせると、夏バテ予防に効果のある一品になります。

**ドレッシングも、材料を入れ替えるだけで、簡単にいろいろな種類の薬膳ドレッシングに早変わり。**

ドレッシングの基本は、サラダ油と酢。

たとえば、**サラダ油の代わりにアマニ油やえごま油**を使ったり、**酢の代わりにリンゴ酢や黒酢**を使ったりするだけで、簡単に薬膳ドレッシングが作れます。

この中に、にんじんや玉ねぎ、大根、キャベツなどの季節の野菜を入れたり、黒ごまやにんにくなどを入れたりすると、それぞれの食材の効能も得られるドレッシングになります。

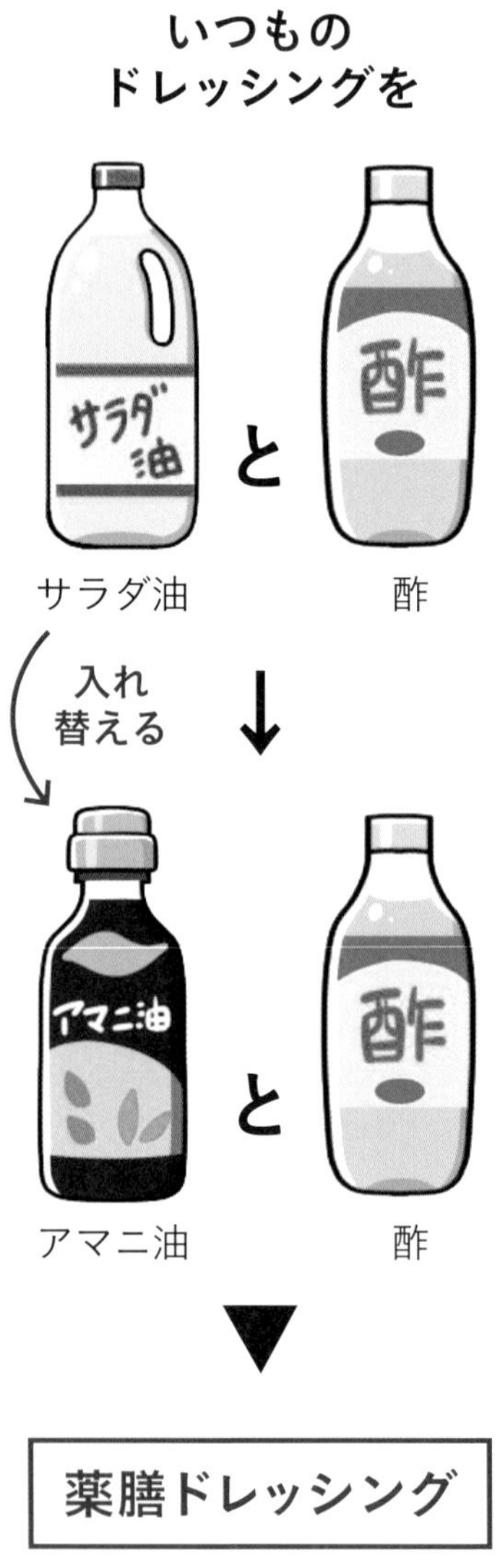

いつもの
ドレッシングを
サラダ油
酢
と
サラダ油
酢
入れ
替える
アマニ油
酢
と
アマニ油
酢
薬膳ドレッシング

# 組み合わせに悩んだら旬の食材がオススメ

いつものメニューに食材をなにか加える、いつものメニューの食材を入れ替える。これで薬膳料理になります。ただし、少しだけ食材の効能を知る必要があります。といっても、トマトやレモンには抗酸化作用があるとか、緑黄色野菜は免疫力を高めるとか、ふだんから聞いたことがあるような効能です。

でも、もっと簡単に、いつものごはんを薬膳料理にする方法があります。

それは、**旬の食材を大切にすること**。

最近は、旬がわからなくなるほど、どの品種の野菜や果物も、季節にかかわらず手に入るようになりました。しかし本来は、**その季節に合わせた体調へ整えるために多いのが旬の食材**です。

たとえば、夏に起こりやすい症状といえば、夏バテ、熱中症、食欲不振、消化不良、疲労などです。

夏の食材といわれるトマト、おくら、きゅうり、ゴーヤ、なす、トウモロコシ、枝豆、スイカなどには、夏に起こりやすい症状を改善する効能があります。

冬に起こりやすい症状といえば、風邪、冷え、むくみ、貧血、下痢、腰痛、神経痛などです。

冬の食材といわれる大根、ねぎ、ほうれん草、ブロッコリー、白菜、ミカン、ゆず、しじみなどには、冬に起こりやすい症状を改善する効能があります。

**旬には理由がある**のです。

今では季節に限らずいろんな野菜が手に入りますが、健康のことを考えるなら、旬の野菜を意識してみましょう。

**旬の食材は栄養価が高く、出荷量も多くなるため家計にやさしく、さらに心身を整える力が強い食材**でもあります。

# 組み合わせのコツを知ると献立力がアップする

食材を足す、入れ替える、旬にこだわる。

これだけで、**いつもの献立のバリエーションがあっという間に増えます**。しかも、体にうれしい薬膳料理になります。

たとえば、マーボー豆腐。みなさんも家で作ることがあると思います。おいしいですよね。

このマーボー豆腐に、**夏はトマト、赤ピーマン、ゴーヤ、なすなどを入れて作る**。**冬は大根やほうれん草、ごぼうなどの冬の野菜を入れる**。一般的なマーボー豆腐は、にんにくとねぎとしょうがと豆板醤、それから山椒が材料になりますが、そこに季節の野菜を投入するのです。

もちろん辛いのはそのままですが、夏のマーボー豆腐と冬のマーボー豆腐の味はまったく変わってきます。

**普通のマーボー豆腐、夏のマーボー豆腐、冬のマーボー豆腐。**

もし、みなさんがマーボー豆腐を作れるとしたら、**旬の野菜を活用するだけで作れるメニューが3倍になる**ということです。

薬膳に取り組む魅力のひとつが、この献立のバリエーション。

ひと工夫するだけで、あんなに毎日、頭を抱えていた献立に困らなくなるんです。

副菜メニューの定番でもある、ほうれん草のおひたしも、アレンジ次第で簡単にメニューが増えます。

今日は、しょうがを加えるか、山椒を加えるか。

しょうがや山椒の効能が加わるだけでなく、いつものほうれん草のおひたしの味にアクセントも加わります。

**薬膳は、難しく考えないこと。食材を加えたり、入れ替えたりするだけで、体にもよければ、献立にも悩まなくなります。**

# 旬の野菜でメニューが３倍に！

## 1品目 いつものマーボー豆腐

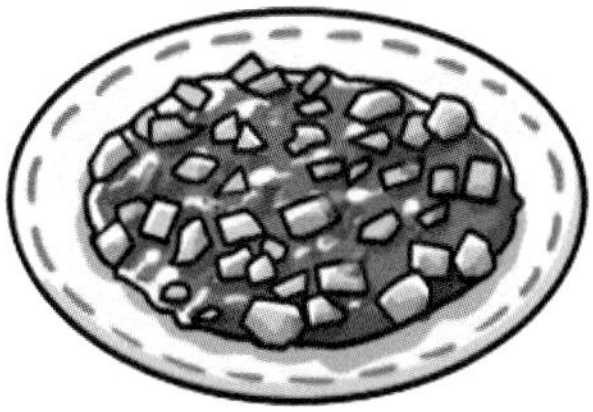

## 2品目 プラス夏野菜で夏のマーボー豆腐

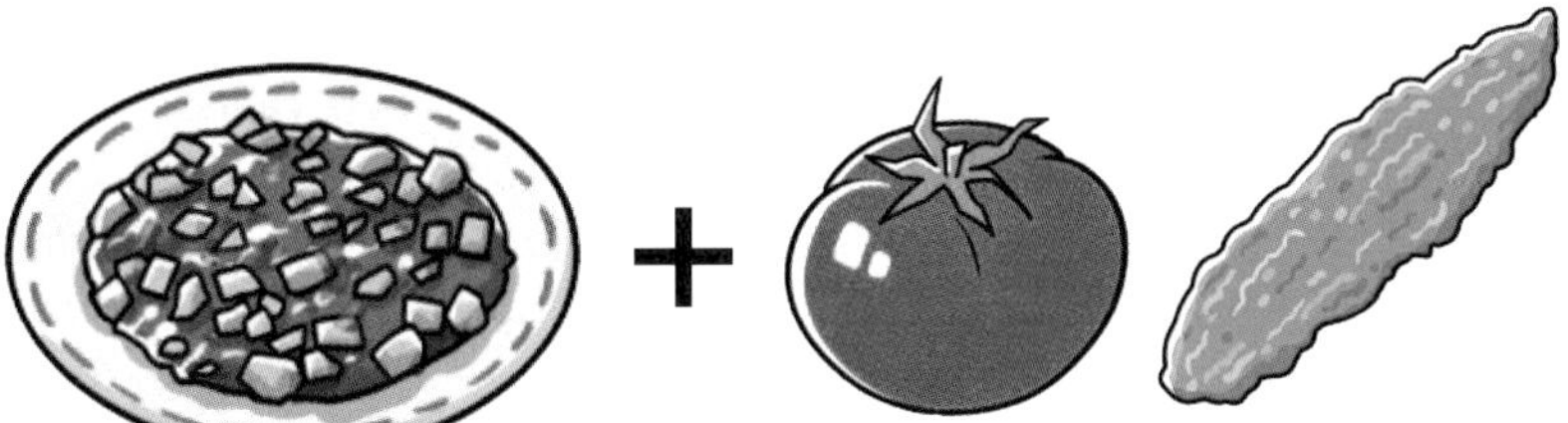

トマト　ゴーヤ

## 3品目 プラス冬野菜で冬のマーボー豆腐

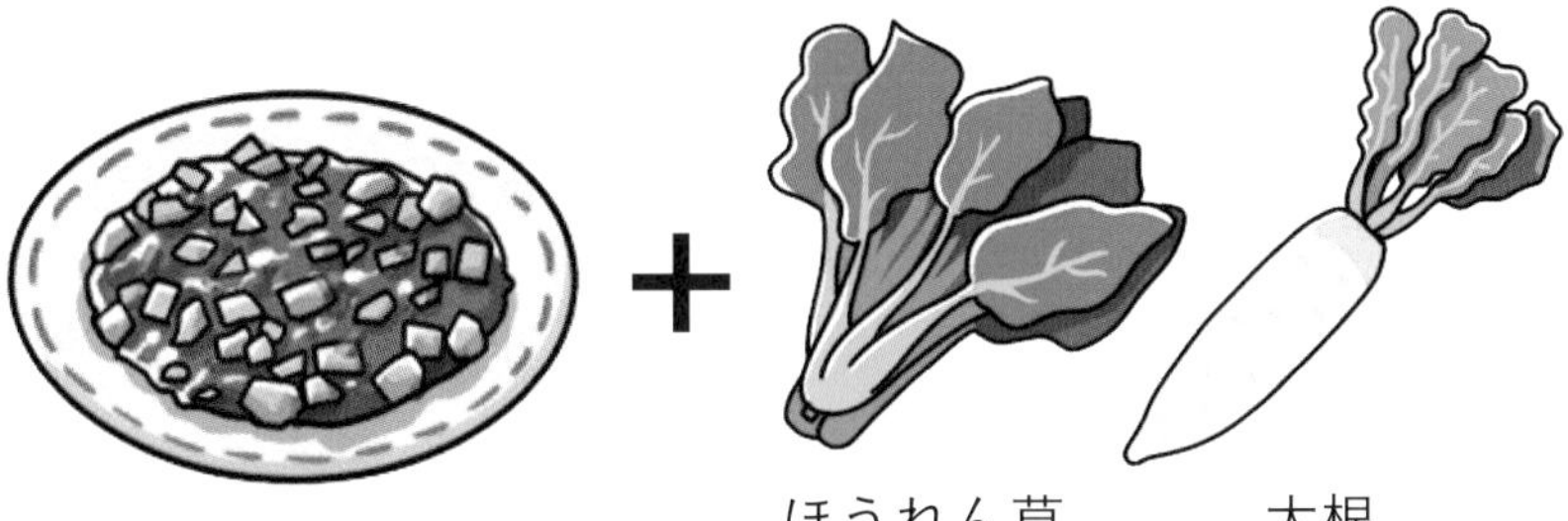

ほうれん草　大根

# 皮や芯には栄養たっぷり！環境にもお財布にもやさしい薬膳

薬膳料理を作るときに、大事なことは、食材を大切にすること。

「然の膳」の総料理長である追立久夫が、調理場に入って最初に見るのはゴミ箱。そして、そこに捨てられている、玉ねぎの皮、ミカンの皮、またさまざまな野菜の根っこを見つけると、「もったいない」とひと言。

**玉ねぎの皮は干してお茶にできるし、煮つければおいしいおかずになります。**ミカンの皮は生薬のひとつとして用いられるほどの栄養の宝庫。**白菜の芯は、スープに入れるとおいしいスープになります。**

魚のウロコだって捨てません。天日干しして、油で炒めると、天然素材のスパイスに早変わりします。

追立がよくいうのは、「野菜の顔は関係ない」。

**野菜がどんなカタチをしていても、調理すれば、おいしい健康食材になります。根っ**

**こも皮も捨てるところなどありません。**ただし、皮に関しては、無農薬栽培、有機栽培されていない場合は、よく洗ってから調理する必要があります。

そもそも**野菜や果物の栄養分がたっぷり含まれているのは、実の部分ではなく、皮だったり、芯だったりします。**

たとえば、とうもろこし。

茹でたり、焼いたりするとおいしいとうもろこしの実ですが、健康効果があるのは、実は、芯の部分。夏になると、ごはんにとうもろこしの実を入れて、とうもろこしごはんを作る人もいると思いますが、芯も一緒に入れて炊いてみてください。皮と芯、さらにひげとかつお節で煮立ててみてください。

これで、とうもろこしの効能を得られるごはんになるし、スープになります。実だけを使ったスープが好きな人も多いでしょうが、健康効果は他の部分を使ったほうが高まります。

**いつも捨てている部分を捨てずに料理に活かせば、食費を抑えることもできます。**

# なんでもぬか床に漬ければ、あっという間に作り置き薬膳

捨てるところがない食材を丸ごと使い切る方法として、おすすめなのが、ぬか床を使った、ぬか漬け。

ぬか床には、なにを入れてもかまいません。野菜でも、果物でも、魚でも、昆布でも、好きなものを入れてください。もちろん、ぬか床はそれぞれに変える必要はありますが、それぞれにまったく違ったぬか漬けができあがります。

米ぬかには玄米の栄養の90％以上が含まれていて、発酵させることでその効果がさらにアップします。発酵食品に腸内環境を整えるはたらきがあることは、みなさんもご存じかもしれません。うまく食材を組み合わせると、薬膳料理の一品として食卓に並べることもできます。

おすすめの食材は、夏の青いミカン。

秋になると、スーパーの店頭に黄色いおいしそうなミカンが並びますが、その前の青いミカンです。その青いミカンを漢方薬の原料にもなるミカンの皮ごとぬか漬けにすることで、健康効果の高い薬膳料理になります。

近くにミカン農家がいる人は、青いままもぎられるミカンが必ずあるので、いただいてみてはどうでしょうか。

ぬか漬けのほかにも、食材を使い切るには、はちみつに漬けたり、焼いてスパイスにするなどの方法もあります。先ほど魚のウロコをスパイスにする話をしましたが、なすの皮もみじん切りにして焼けば、スパイスとして使えます。

自然の食材を上手に組み合わせるのが、薬膳。そのために食材をムダにせず、効能効果をしっかりいただくのは基本でもあります。

薬膳をいつもの献立に取り入れられるようになると、健康ごはんが毎日食べられるのはもちろん、食材の廃棄を減らすことで環境にやさしく、子どもたちに食の正しい知識を教え、育む「食育」にもつながります。

# 組み合わせヒントまとめ 薬膳は難しくない

薬膳を献立に取り入れるヒントをいくつか紹介してきました。

・いつものメニューに食材をなにか加える
・いつものメニューの食材を入れ替える
・旬の食材を選択する
・いつものメニューに旬の食材を加える
・買ってきた食材はどこも捨てずに使い切る
・食材をぬか床に漬ける

薬膳って難しくないですよね。**自然の素材は、すべて体にいいものばかりです。特別なものを食べる必要はありません。**組み合わせを工夫すれば、誰でも簡単に薬膳料理を作れるようになります。

第2章

# 作り置きができてうれしい！「かける薬膳」

そぼろ

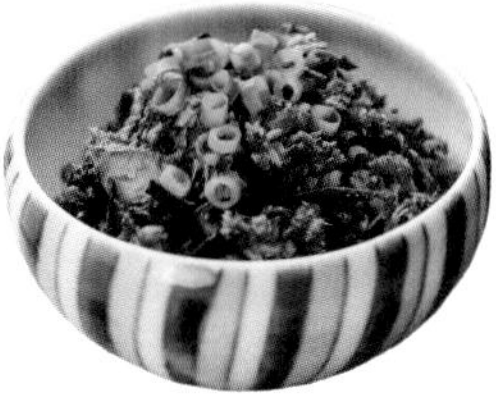

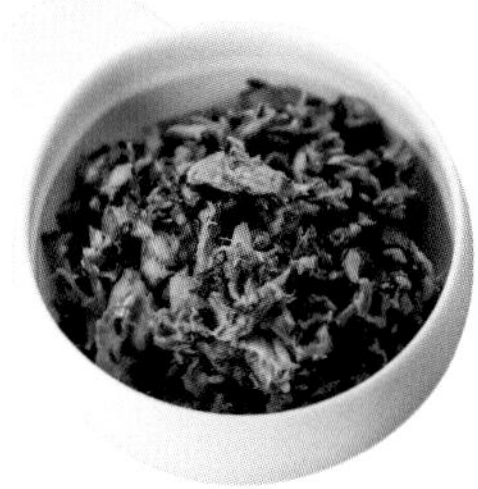

ふりかけ

〜かけるだけでOK！〜

ソース

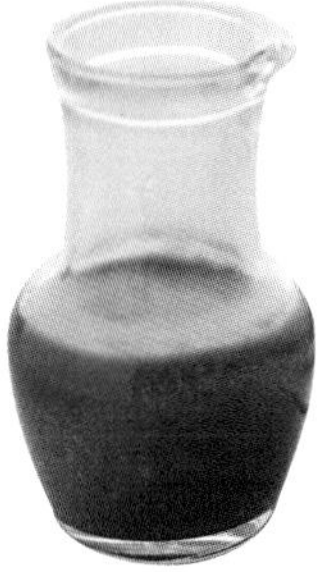

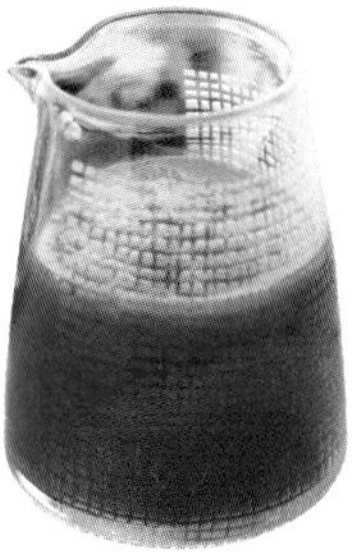

ドレッシング

本レシピのルール

1カップ＝200ml、1合＝180ml、大さじ1＝15ml、小さじ1＝5ml

かける薬膳 1

# ふりかけ、そぼろ

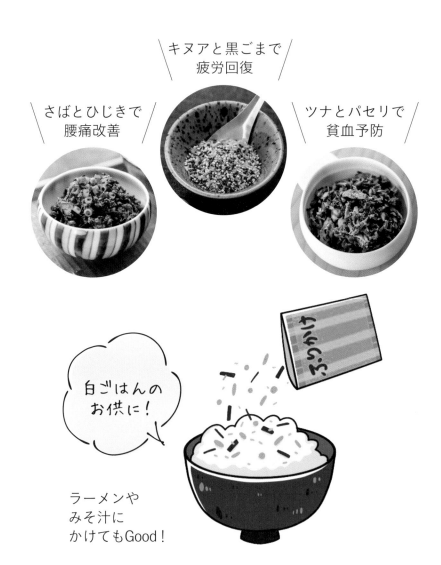

キヌアと黒ごまで
疲労回復

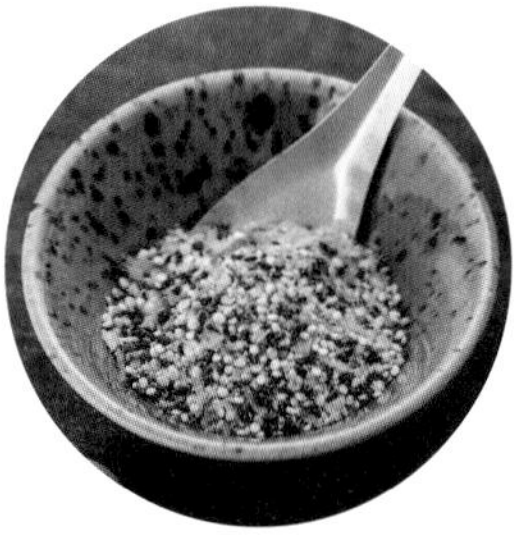

さばとひじきで
腰痛改善

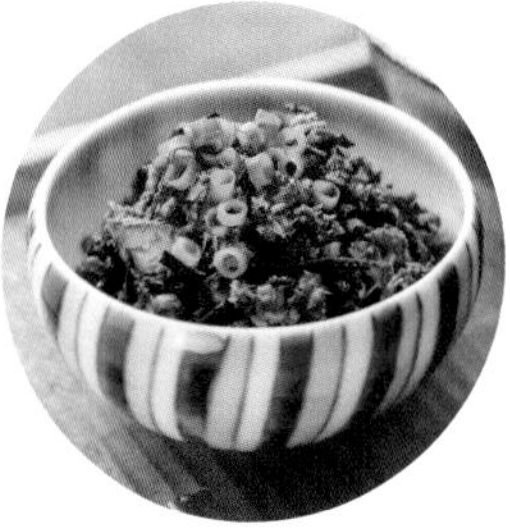

ツナとパセリで
貧血予防

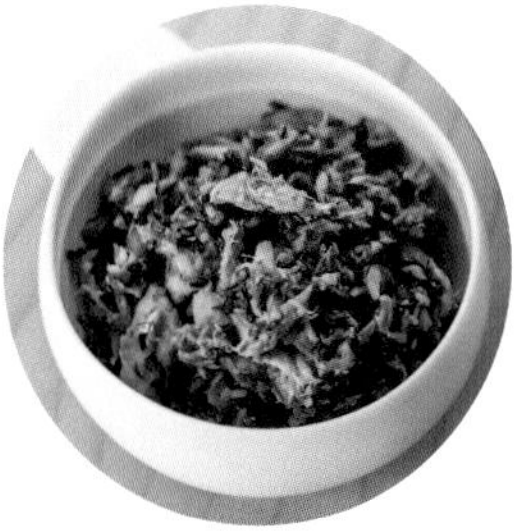

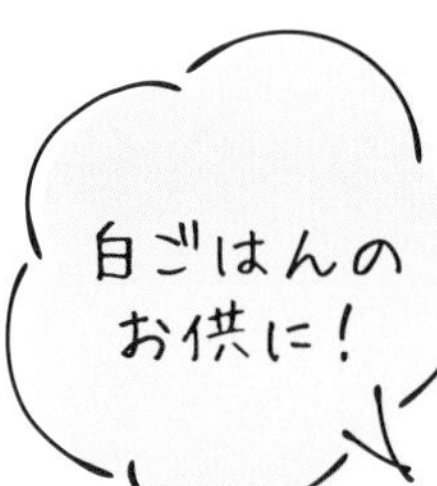


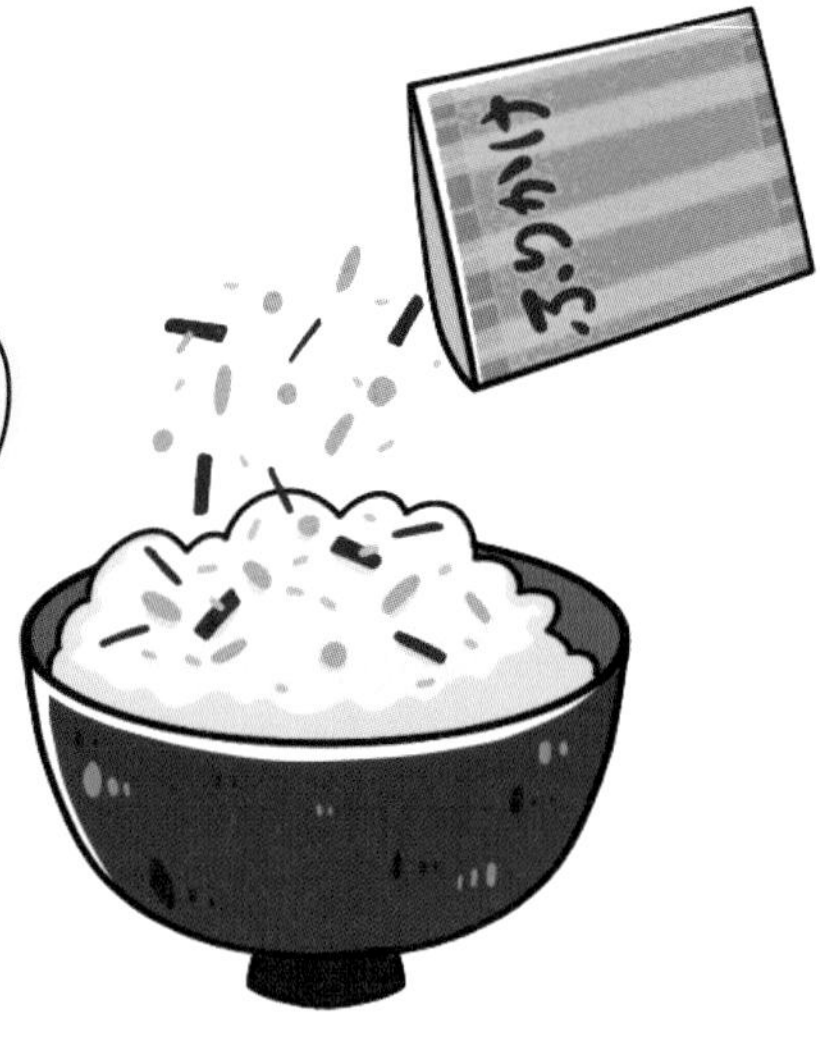


ラーメンや
みそ汁に
かけてもGood！

かける薬膳 2

# ドレッシング

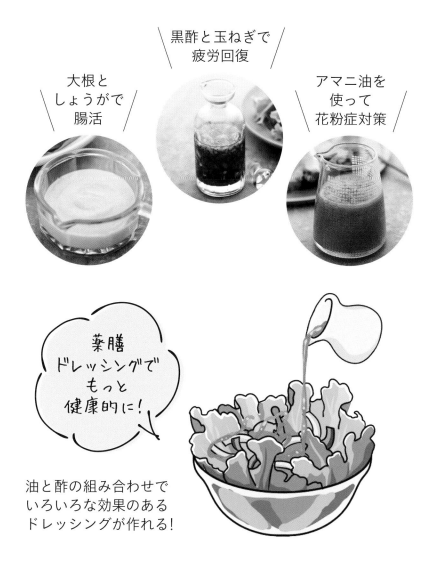

大根と
しょうがで
腸活

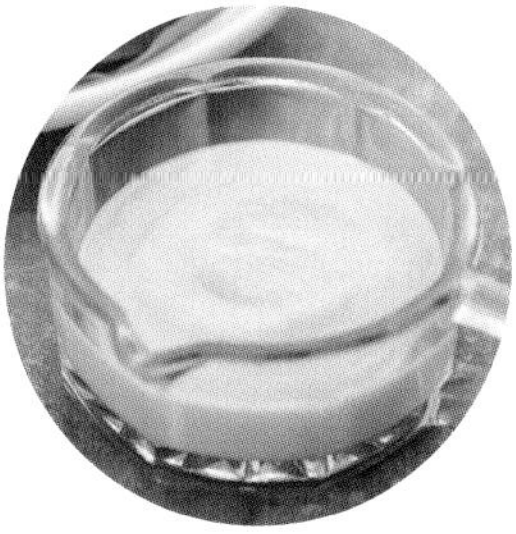

黒酢と玉ねぎで
疲労回復

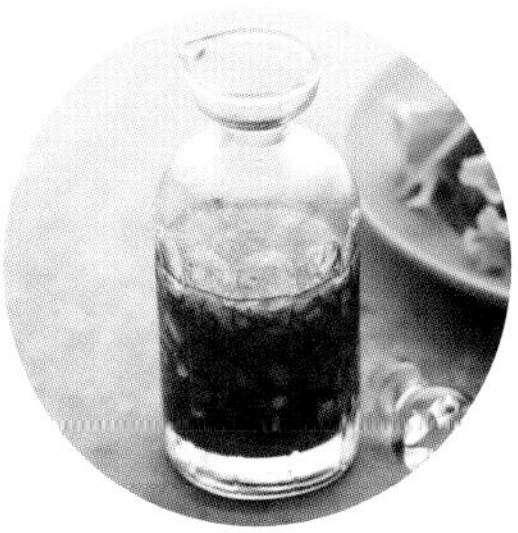

アマニ油を
使って
花粉症対策

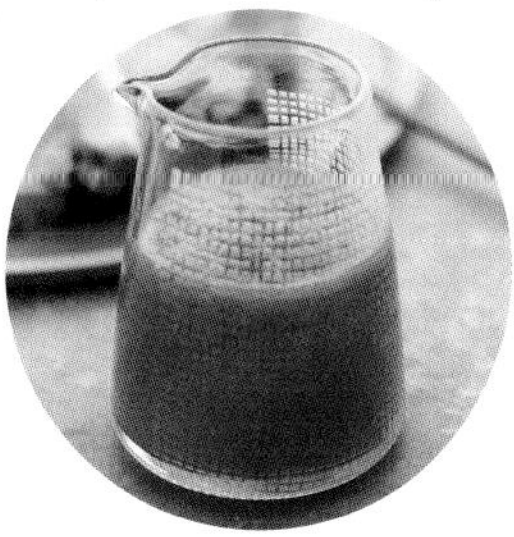

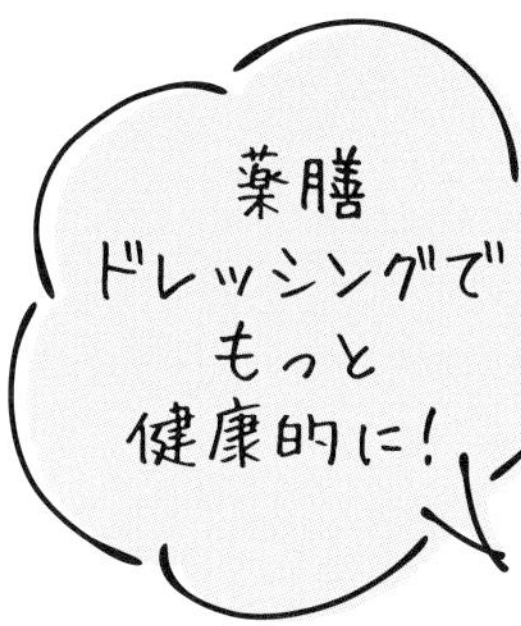


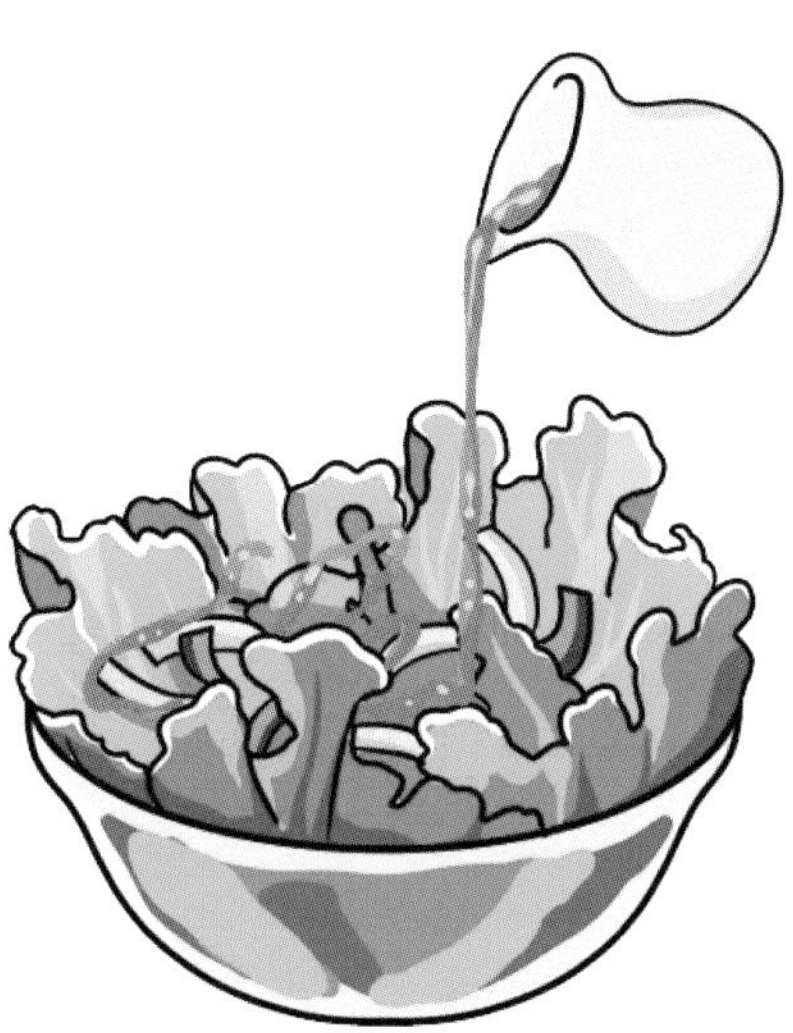

油と酢の組み合わせで
いろいろな効果のある
ドレッシングが作れる！

かける薬膳 3

# ソース

ねぎと
にんにくで
冷えを予防

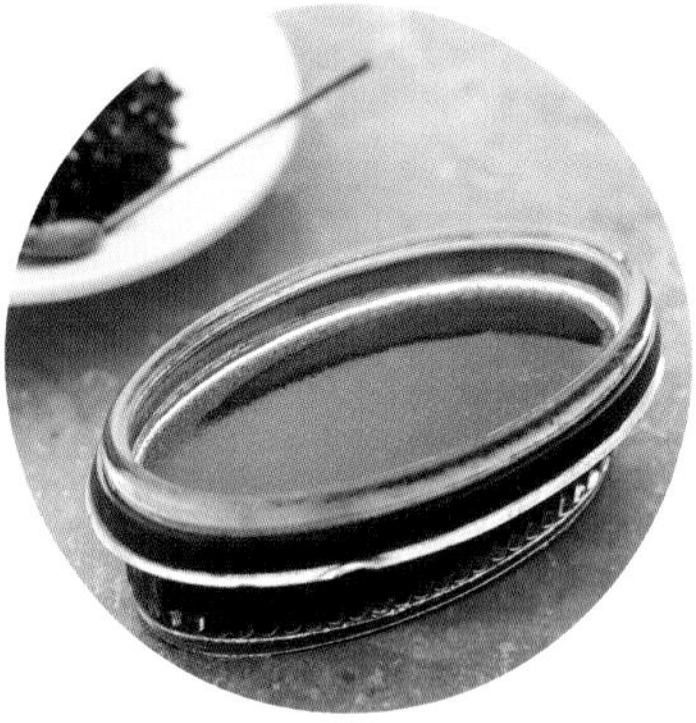

クコの実、トマト、
パプリカで
イライラ解消

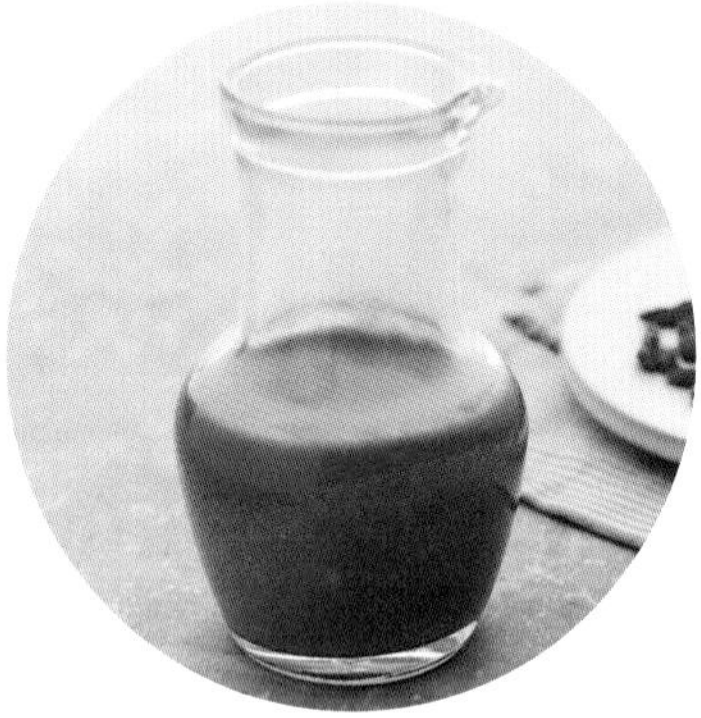

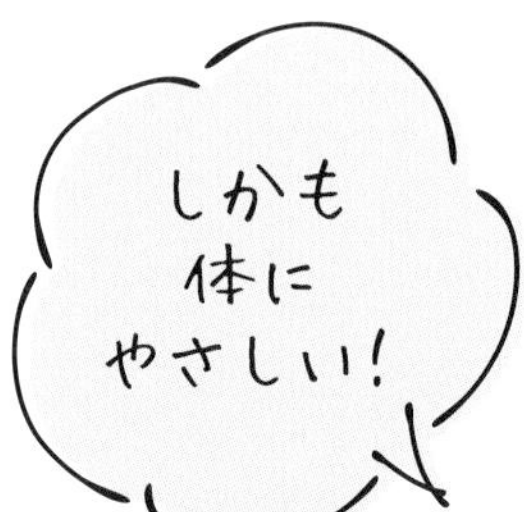


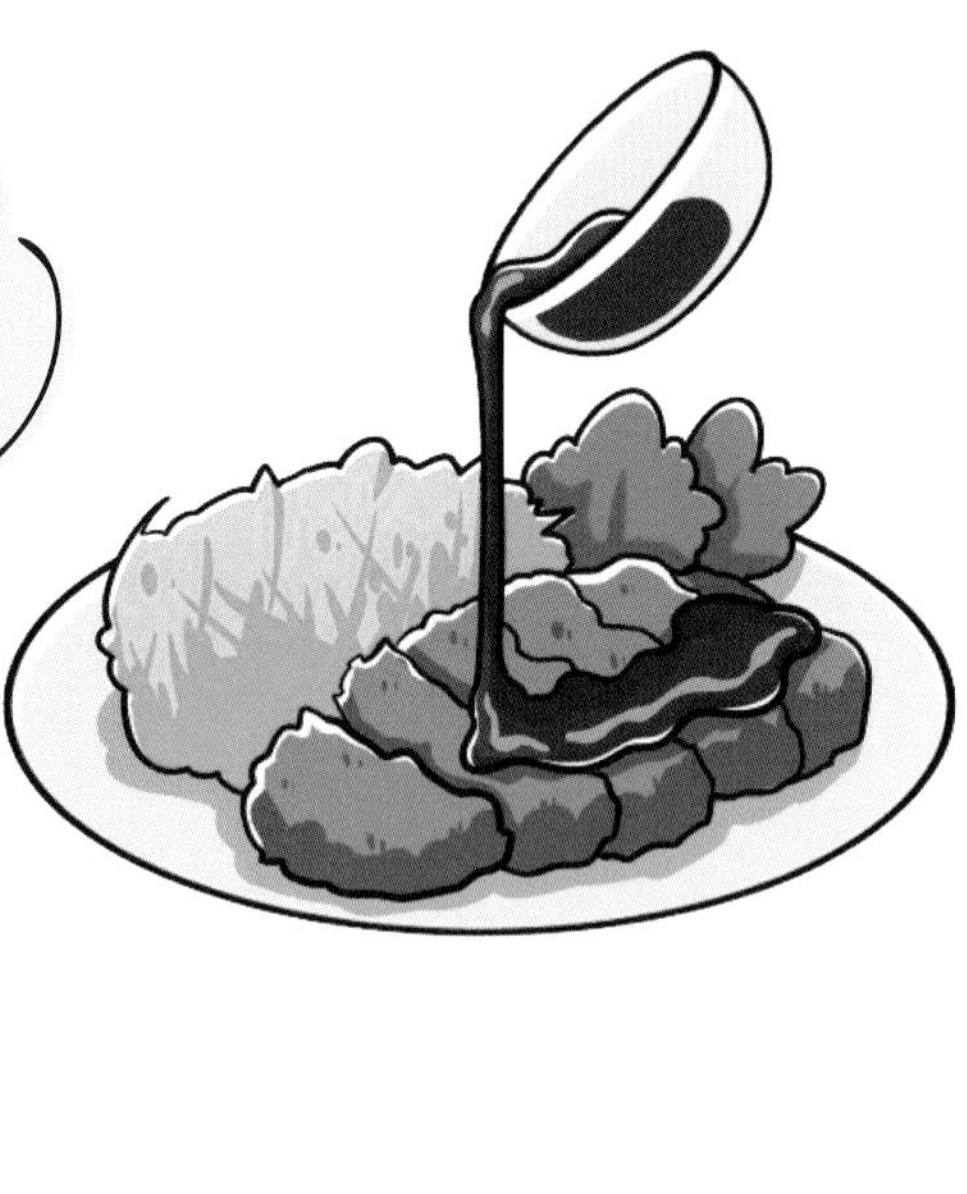

揚げ物にも、生ものにも
どんな食材に使える
万能ソースが作れる！

「かける薬膳」とは、その名前の通り、いつものごはんにかけるだけで薬膳になるという、誰でもできる簡単薬膳。食卓に置いておけば、毎日、毎食、いつでも健康ごはんが食べられます。

白ごはんのお供として人気のあるふりかけを「かける薬膳」にする。
サラダにかけて食べるドレッシングを「かける薬膳」にする。
揚げ物や炒め物にかけるソースやたれを「かける薬膳」にする。
いくつかの「かける薬膳」を作っておけば、

・時間がなくても、薬膳ごはんが食べられる
・体の調子に合わせて使い分けができる
・レシピに困らない
・食卓にあれば、いつでも薬膳が食べられる

といったメリットがあります。しかも体にいい。
次のページから、具体的な「かける薬膳」レシピを紹介します。さっそく作り置きしましょう。薬膳生活のはじまりです。

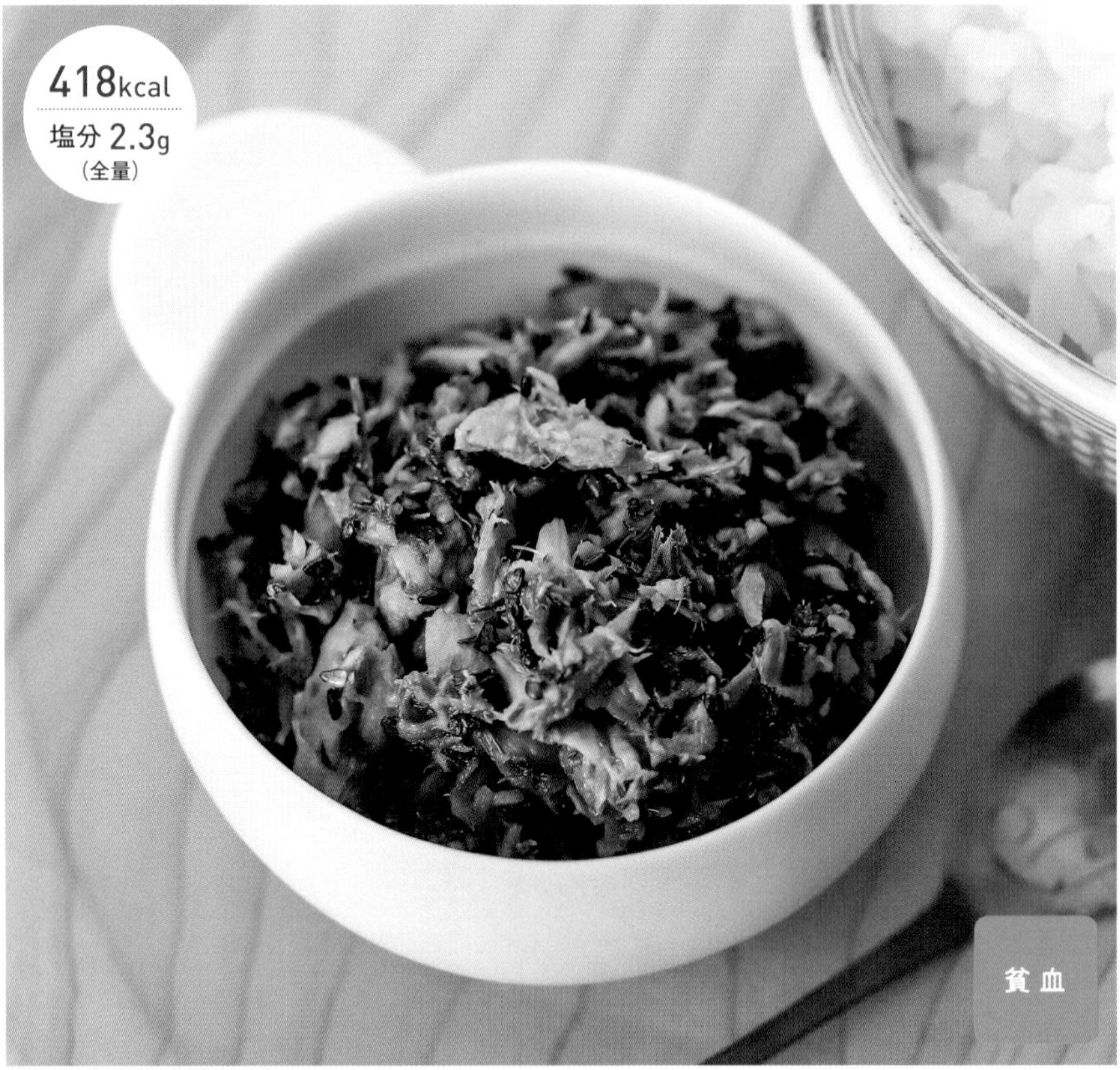


ごはんにかけるだけで血行がよくなる

# ツナとパセリのそぼろふりかけ

**材 料**（作りやすい分量）

パセリ……1袋20g
オリーブ油……大さじ1
ツナ缶……1缶70g
黒ごま……大さじ1
Ⓐ しょうゆ……小さじ2
Ⓐ 酒……小さじ2
Ⓐ 砂糖……小さじ2

**作り方**

❶パセリは葉をちぎり、みじん切りにし、水にさらしペーパーに包み水気を切る。
❷フライパンにオリーブ油を入れ、①を入れしんなりするまで中火で炒める。
❸②に汁気を切ったツナ缶、黒ごまを加えさらに炒め、Ⓐで調味し、汁気がなくなるまで炒り煮にする。
※冷蔵庫で２～３日保存可

**然の膳 Point** 鉄分を多く含むパセリ、ツナ缶の原料でもあるマグロやカツオを使ったふりかけ。黒ごまには肝機能を高める効果もある。

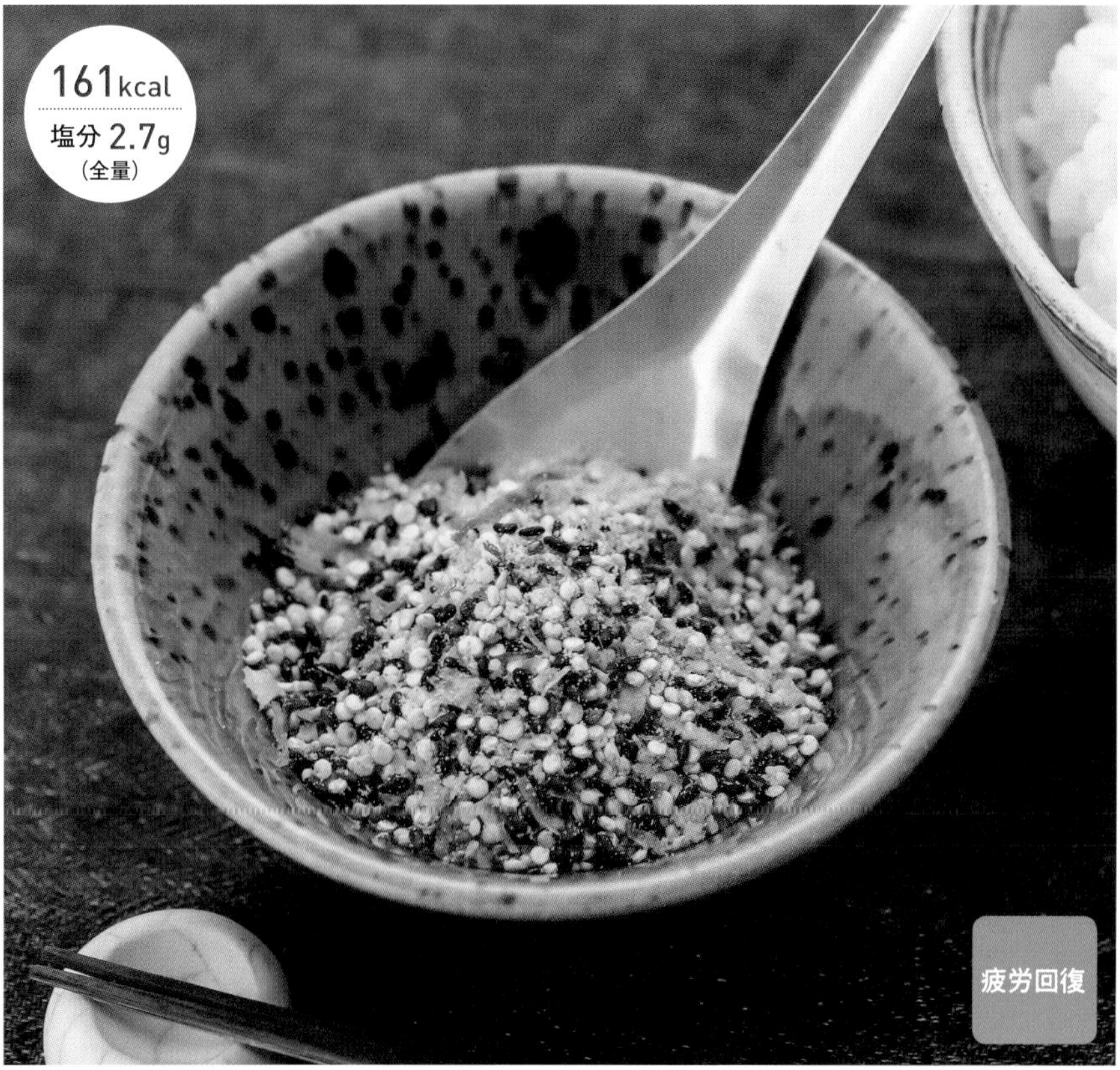


疲れやすくなっている体を元気にする洋風ふりかけ

# 雑穀キヌアとごまのカレーふりかけ

**材 料 (作りやすい分量)**

キヌア……大さじ2
黒ごま……大さじ1
粉チーズ……大さじ1
かつお節……1/2P
カレー粉……小さじ1/2
塩……小さじ1/2

**作 り 方**

準備：キヌアは目の細かいザルで水洗いししっかり水気を切る。

❶フライパンに水気を切ったキヌアを入れ弱火できつね色になるまで空炒りし、途中で黒ごまも加えて一緒に炒る(約7分)。

❷ボウルに①を入れ粉チーズ、かつお節、カレー粉、塩を加え混ぜる。

※冷蔵庫で２週間保存可

**然の膳 Point** 良質なたんぱく質が豊富に含まれるキヌアに、黒ごまやかつお節を加えることで疲労回復効果が倍増。パンにかけてもおいしく食べられる。

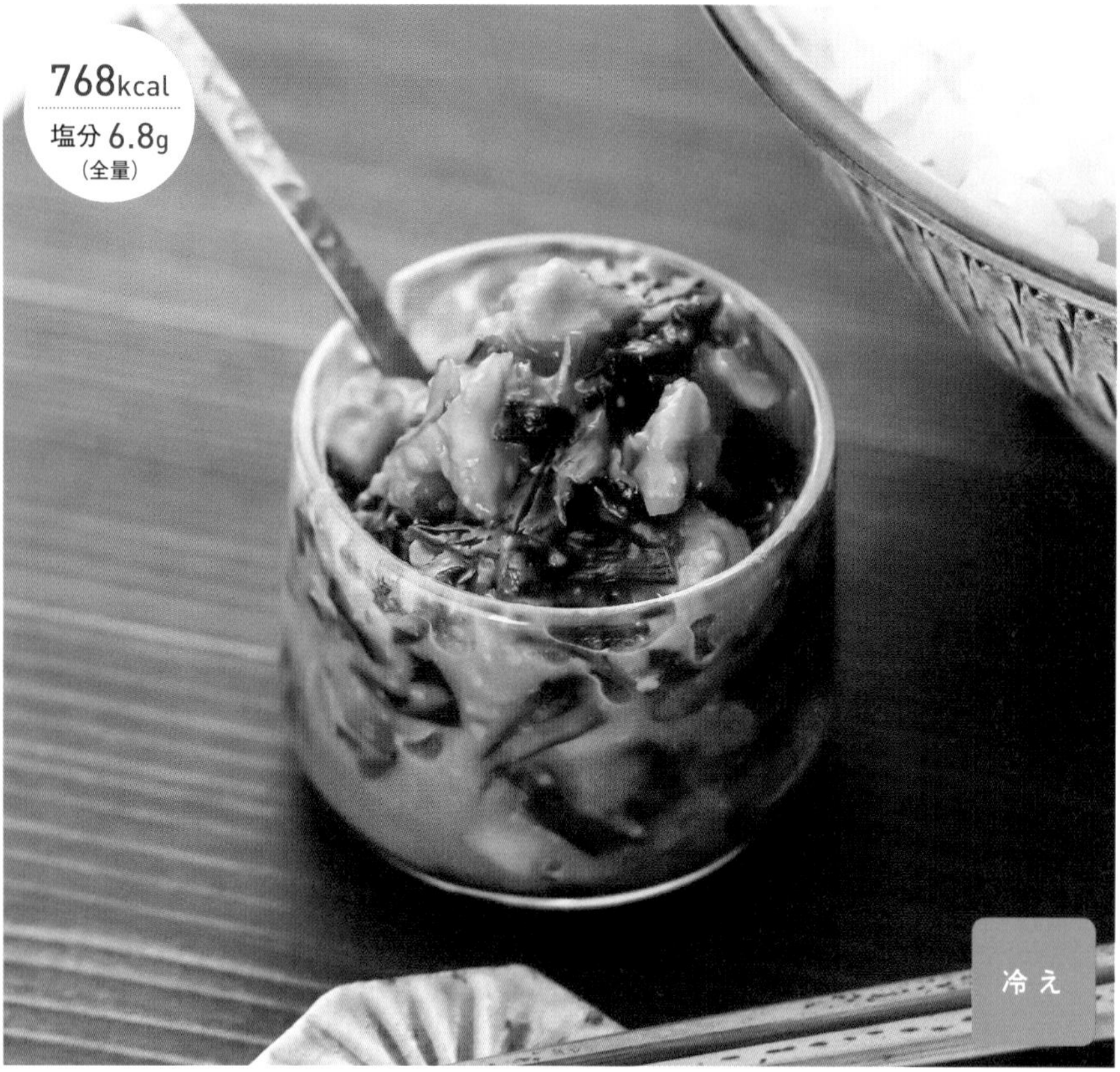


ごはんにのせて食べるほどに体が温まる

# くるみとにらのしょうがみそ

## 材料（作りやすい分量）

くるみ……50g
ごま油……大さじ1
にら……1束
Ⓐ
- 米みそ……大さじ3
- みりん……大さじ3
- きび砂糖……大さじ1
- しょうが(すりおろし）……小さじ1

## 作り方

❶くるみは粗く刻み、にらは1cmほどの長さに切る。
❷フライパンでくるみを空炒りし取り出す。
❸同じフライパンにごま油を入れにらを炒め、油が回ったらⒶと②を戻し入れ、弱火でふつふつと煮たら火を止める。
※冷蔵庫で２～３日保存可

**然の膳 Point** 体を温める効果のあるしょうがとみそに、血行をよくするにらとくるみを加えることで、体全体を中からじんわり温める。

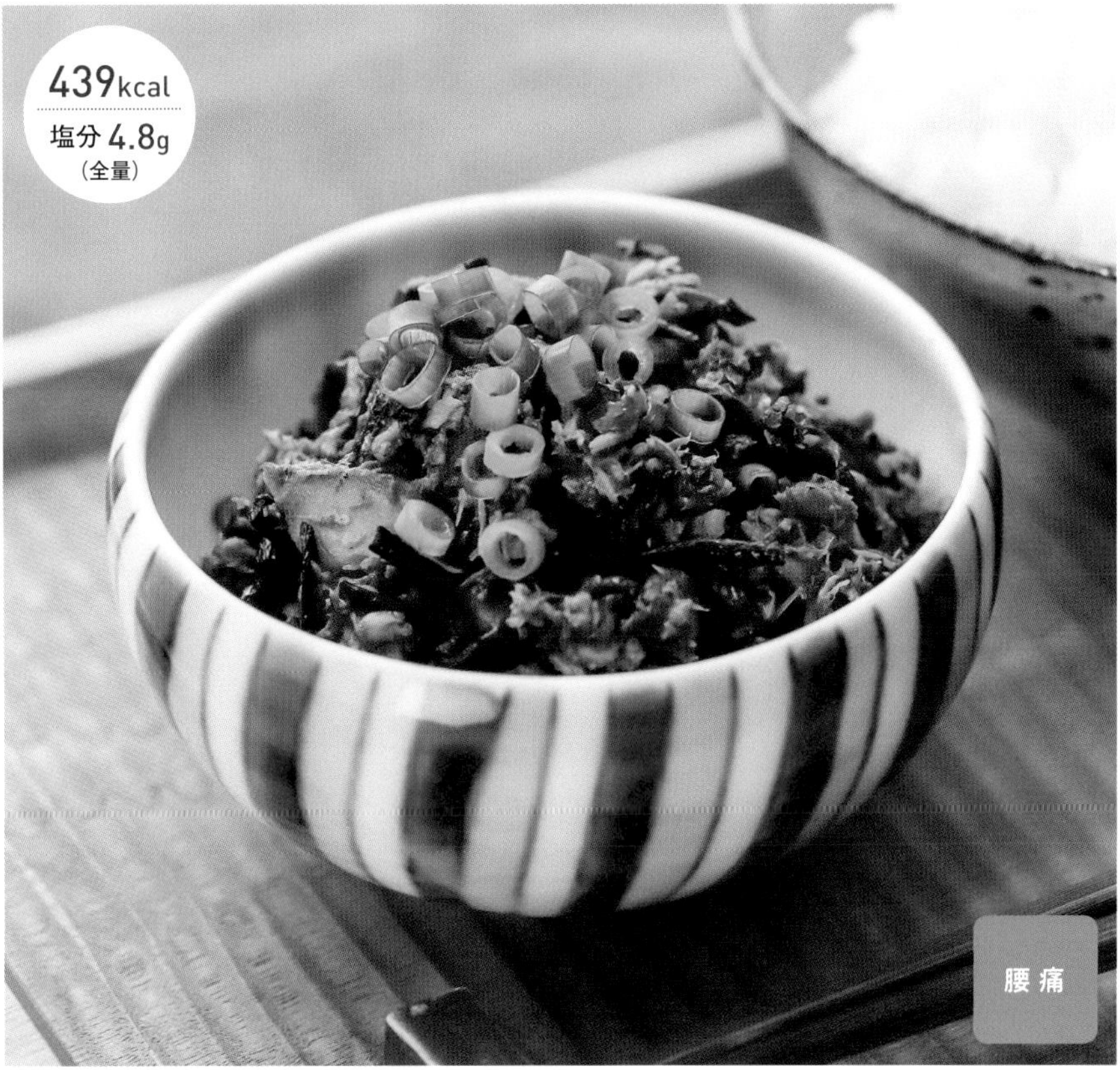


ピリ辛が腰に効く。ごはんがすすむ、さばそぼろ

# さばとひじきの旨辛そぼろ

**材料**（作りやすい分量）

乾燥ひじき……5g
しょうが……1片
にんにく……1片
ごま油……小さじ1
豆板醤……小さじ1/2
さば缶……1缶
Ⓐ しょうゆ……大さじ1
Ⓐ 酒……大さじ1/2
Ⓐ きび砂糖……大さじ1/2

**作り方**

準備：乾燥ひじきは水で戻す。
❶しょうが、にんにくはみじん切りにする。
❷フライパンにごま油と①を入れて弱火にかけ香りが立ったら、豆板醤を加える。
❸Ⓐの調味料とさば缶を汁ごと、②、ひじきを入れ、ほぐしながら水分がなくなりパラパラになるまで中火で炒り煮にする。
※冷蔵庫で２～３日保存可

**然の膳 Point** 東洋医学では、腎の衰え、冷え、水分の滞りなどで腰痛が起こる。血行をよくするさばと水分代謝を高めるひじきで腰の痛みをやわらげる。

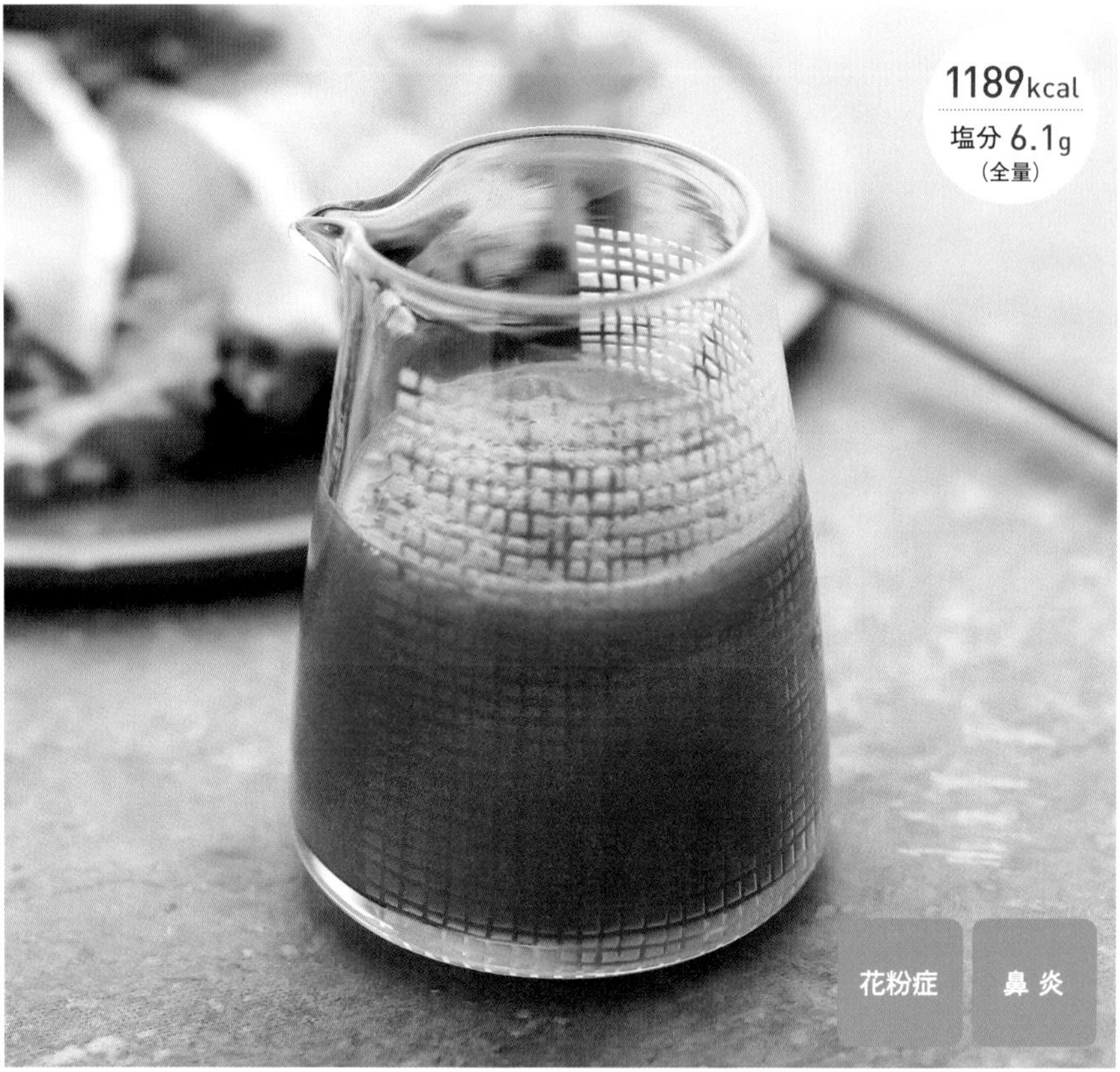


アマニ油でつくる、色鮮やかな甘酸っぱいドレッシング

# アマニ油のにんじんドレッシング

### 材料（作りやすい分量）

にんじん……1本(150g)

Ⓐ
- りんご酢……60ml
- はちみつ……大さじ2
- 塩……小さじ1
- 粗びきこしょう 少々

アマニ油……120ml

### 作り方

❶にんじんは皮をむき、おろし金ですりおろす。
❷保存容器にⒶと①を入れ、よく混ぜ合わせる。アマニ油を少しずつ加えて全体を混ぜる。

※冷蔵庫で２～３日保存可

**然の膳 Point** 免疫力を高めるにんじんと炎症を抑えるアマニ油を組み合わせて、花粉症や鼻炎を予防する。刺身やカルパッチョにかけてもおいしい。

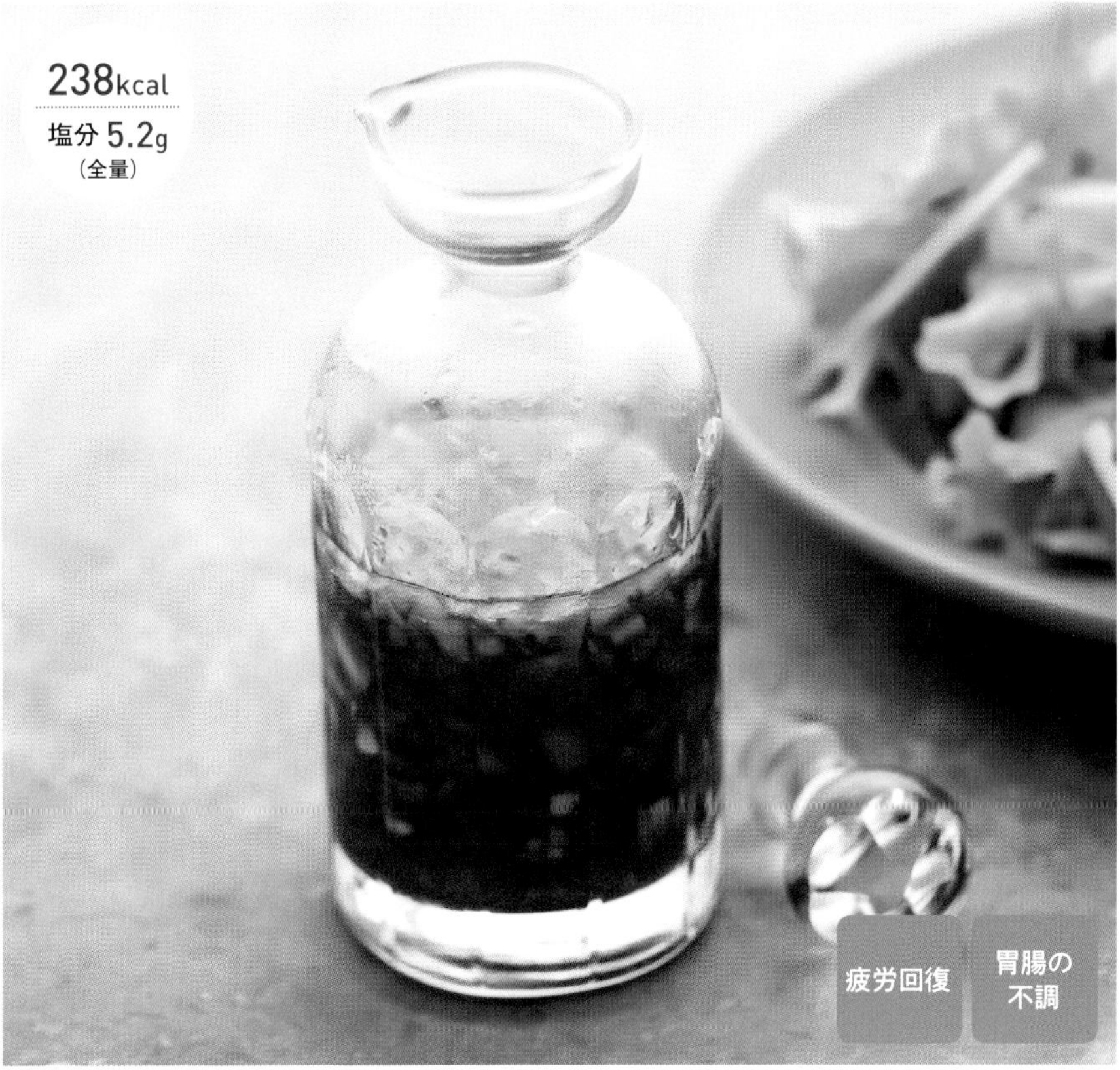


サラダにも肉料理にもよく合う、さっぱり味のドレッシング

# 黒酢オニオンドレッシング

**材 料**（作りやすい分量）

玉ねぎ……1/2玉（100g）
Ⓐ 黒酢……90ml
Ⓐ 黒糖……大さじ1/2
Ⓐ しょうゆ……大さじ2
えごま油……大さじ1

**作り方**

❶玉ねぎをみじん切りにする。
❷保存容器にⒶを入れ、よく混ぜ合わせる。①とえごま油を加えて全体を混ぜる。
※冷蔵庫で2～3日保存可

**然の膳 Point** 食欲不振や消化不良を改善する黒酢と新陳代謝を活発にする玉ねぎを組み合わせることで、胃腸のはたらきがよくなり疲労回復につながる。

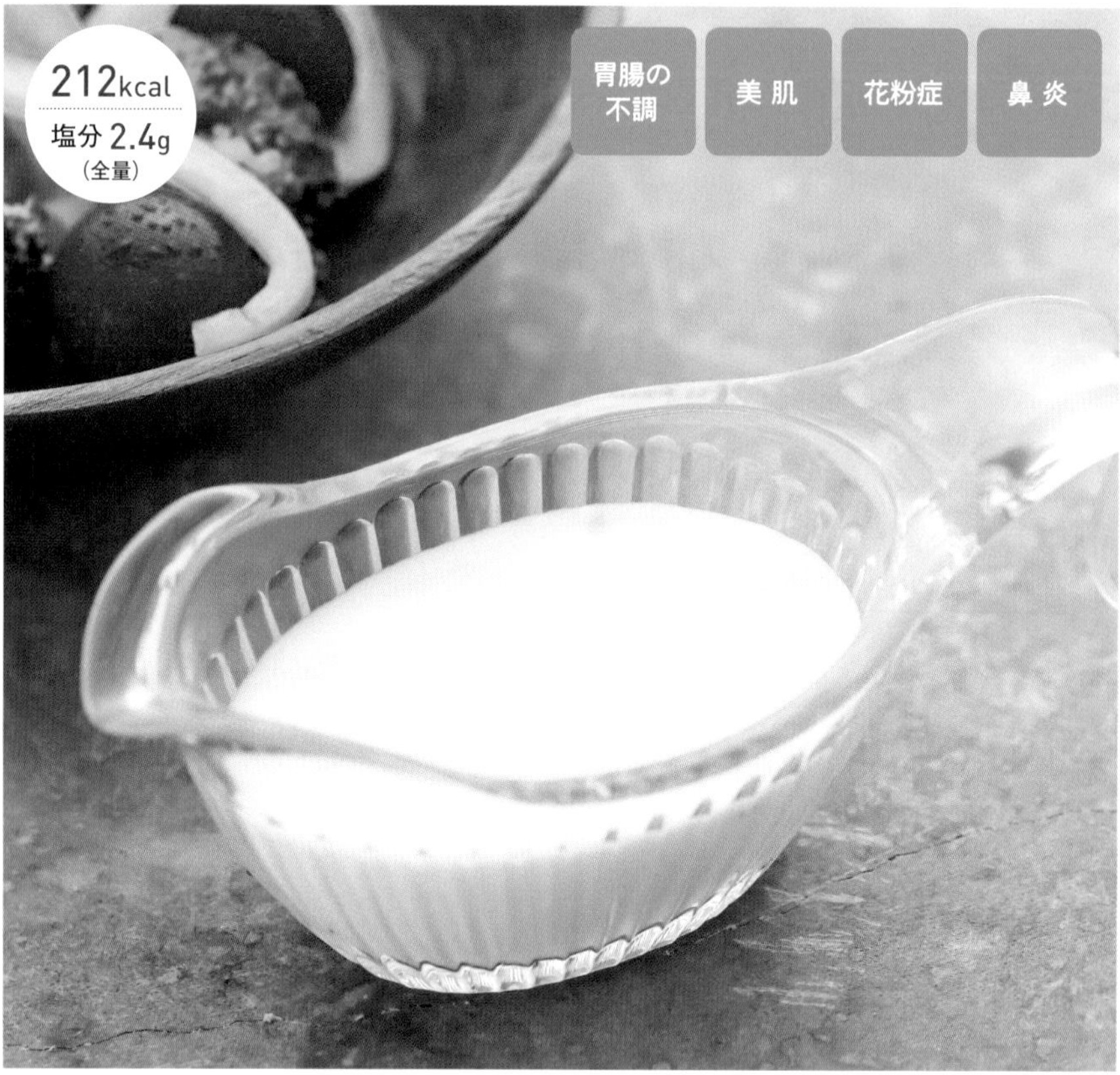
212kcal
塩分 2.4g
（全量）
胃腸の不調
美肌
花粉症
鼻炎

腸活、美肌におすすめ！やさしい味で低カロリー

# ヨーグルトシーザードレッシング

## 材料（作りやすい分量）

プレーンヨーグルト……200g
粉チーズ……大さじ3
レモン果汁……小さじ1
塩……小さじ1/4
粗びきこしょう……少々

## 作り方

❶保存容器にすべての材料を入れ、よく混ぜ合わせる。
※冷蔵庫で2～3日保存可

**然の膳 Point** 整腸作用があり、免疫力も高めるヨーグルトにビタミンCが豊富なレモン果汁を加えれば、美肌効果も期待できるドレッシングに。

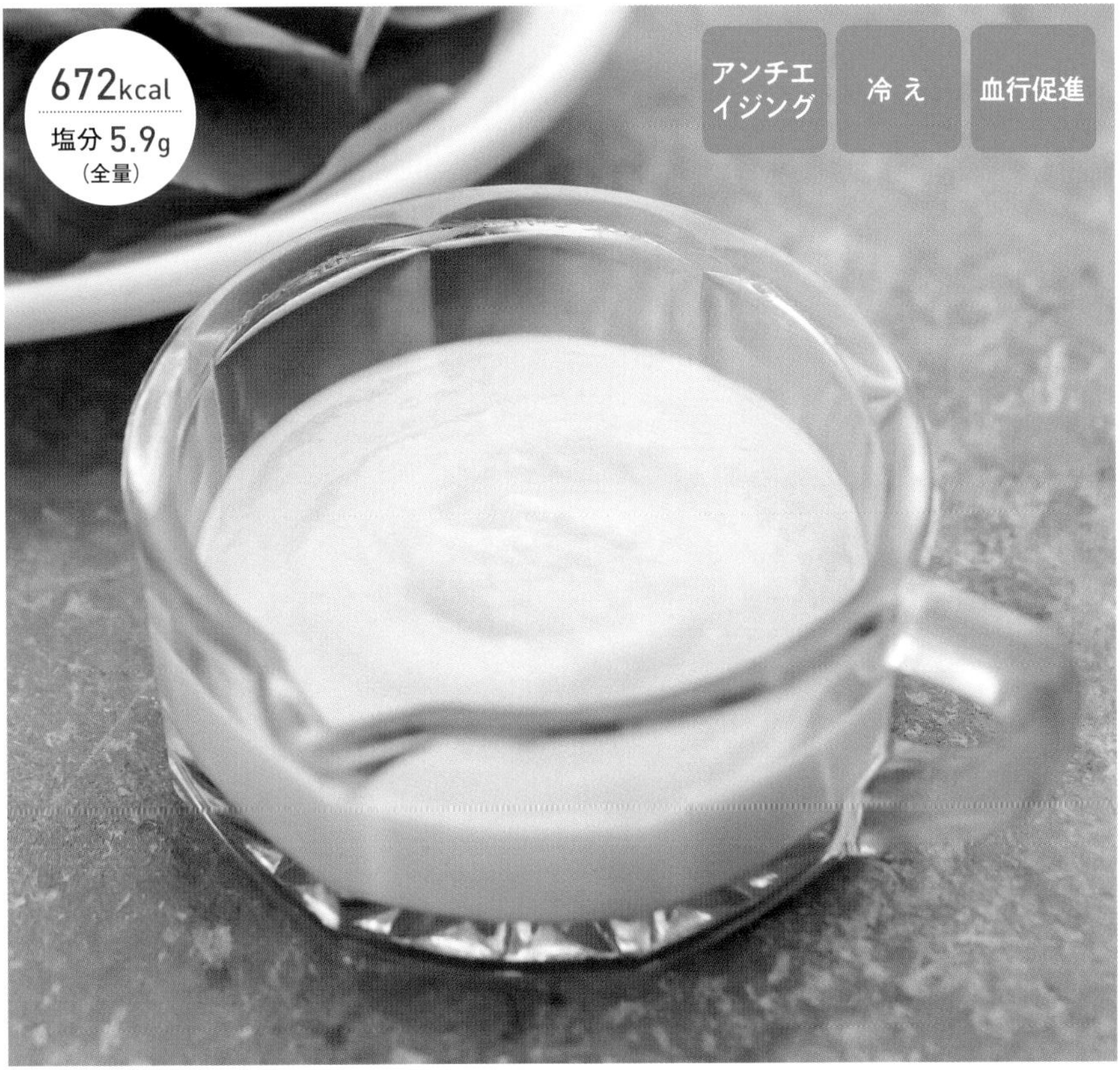
672kcal
塩分 5.9g
（全量）
アンチエイジング
冷え
血行促進

サラダにも、炒め物にも、お鍋にも使える

# 大根とキャベツのしょうが風味ドレッシング

**材 料**（作りやすい分量）

大根……50g
キャベツ……30g
サラダ油……80ml
白みそ……30g
しょうが……10g
塩……2g

**作り方**

❶大根とキャベツはミキサーに入る大きさに切る。
❷ミキサーに①と残りの材料をすべて入れ、しっかり混ぜ合わせる。
※冷蔵庫で２～３日保存可

**然の膳 Point** 大根にしょうがとみそを合わせてミキサーにかけるだけで、腸内環境を整えるドレッシングが完成。大根おろし代わりにも使える。

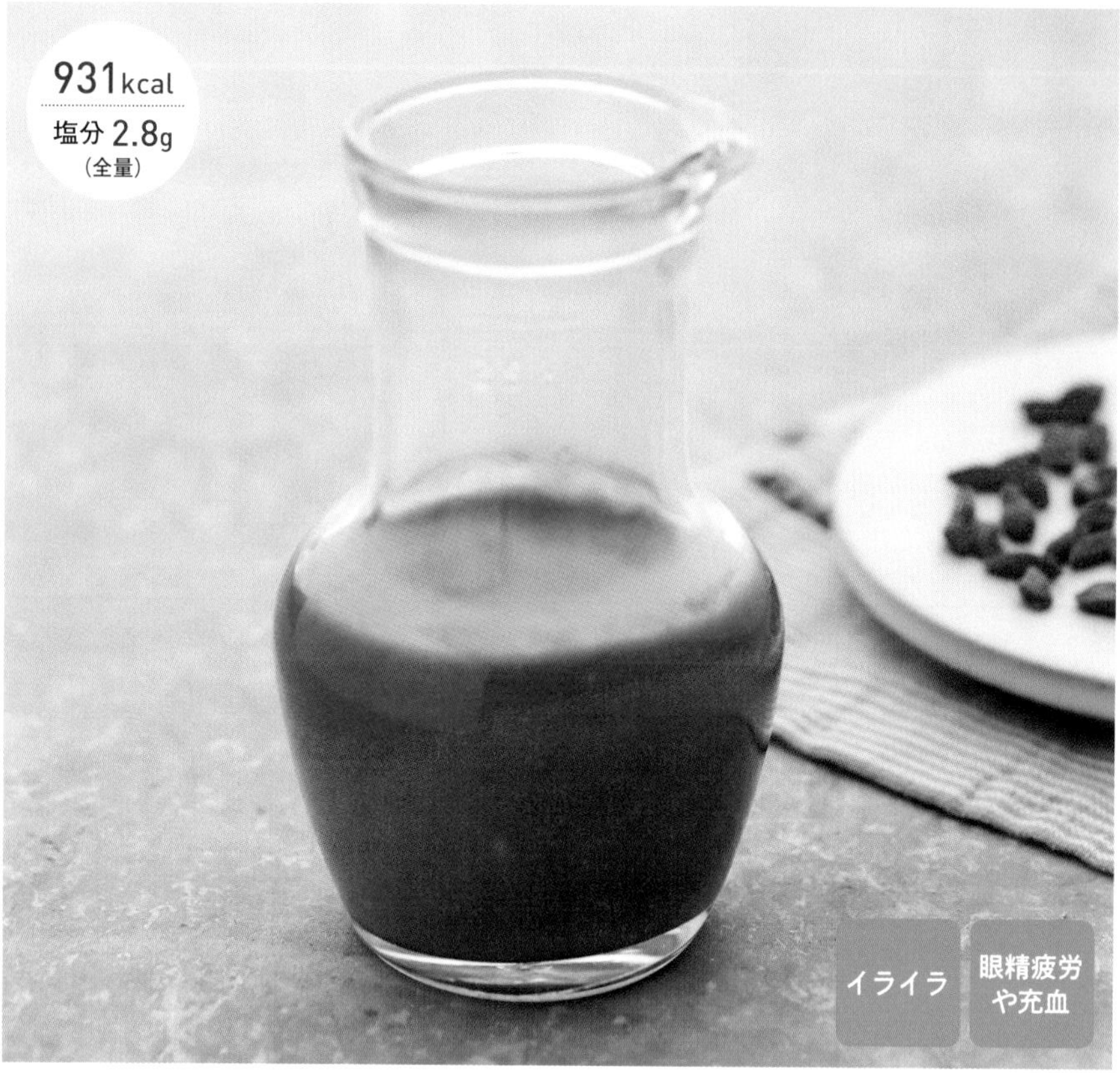
931kcal
塩分 2.8g
(全量)
イライラ
眼精疲労や充血

かけるだけでイライラが解消する

# クコの実のトマトパプリカソース

**材料**（作りやすい分量）

トマト……35g
赤パプリカ……20g
サラダ油……100ml
ケチャップ……20g
酢……13g
しょうゆ……8g　※出汁入りがあればなお美味
ラー油……5g
塩……1g
クコの実(乾燥）……3g

**作り方**

❶トマトとパプリカはミキサーに入る大きさに切る。
❷ミキサーに①と残りの材料をすべて入れ、しっかり混ぜ合わせる。
※冷蔵庫で２～３日保存可

**然の膳 Point** 自律神経系を整えて心を安定させるトマト、パプリカ、クコの実をまとめて摂る。

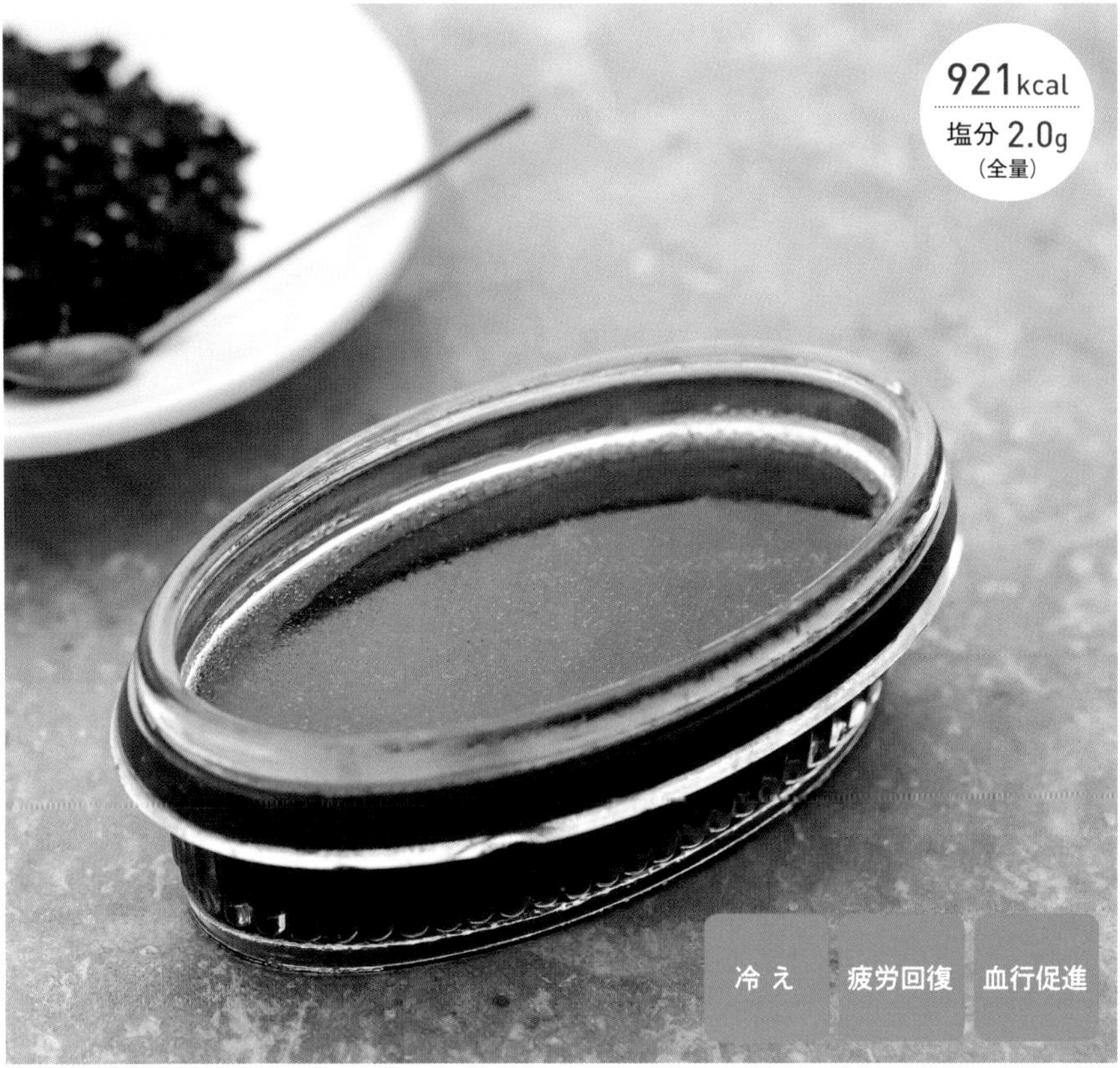


ねぎの香りがふんわり効いた万能ソース

# 黒ごまとにんにくのソース

**材 料**（作りやすい分量）

サラダ油……100ml
白ねぎ（青い部分）……20g
黒ごま……10g
にんにく（すりおろし）……10g
しょうゆ……10 g
※出汁入りがあればなお美味
粉山椒……少々　※お好みで

※冷蔵庫で２～３日保存可

**作り方**

❶フライパンにサラダ油を入れ、100℃～ 120℃くらいの温度に熱し、適当な長さに切ったねぎをゆっくり揚げる。
❷ねぎがしっかりとした茶色に揚がったら(焦げる手前)、ねぎを取り出し、火を止めて油を冷ます。
❸ミキサーに②の油とねぎ、黒ごま、にんにく、しょうゆ、お好みで粉山椒を入れてしっかり混ぜ合わせる。

**然の膳 Point** ねぎとにんにくは冷えを改善し、風邪をひきにくい体をつくる。また、黒ごまは血を補う作用がある。

# 第 3 章

# 薬膳ごはん アイデアレシピ50

主菜、副菜、一品もの、汁物、飲み物……。
どんなメニューでもつくれるのが薬膳。
いつものごはんが薬膳ごはんになるヒントが
たっぷり詰まったレシピを紹介します。

本レシピのルール

1 カップ= 200ml、1 合= 180ml、大さじ 1 = 15ml、小さじ 1 = 5ml
※電子レンジの加熱時間は 600W の場合の目安です。
500W の場合は加熱時間を 2 割増にしてください。

# 主菜からデザートまで組み合わせのコツがわかる薬膳レシピ

第3章では、薬膳料理のアイデアレシピを主菜、副菜、一品料理、汁物、飲み物、スイーツの50品紹介します。

レシピを見ると、**いつものごはんのようだけど、どこか違う？**と気づくはずです。それが、組み合わせのコツ。いつもの食材を少し入れ替えてみる、いつもの食材になにか加えてみる。それだけで、体の不調を改善してくれる薬膳料理になります。

**たとえば、いつものチャーハンに、しいたけ、かつお粉、黒豆茶、オイスターソースを加えてみる**。これだけで、疲労を回復し、アンチエイジングな薬膳チャーハンのできあがり。食材が増えただけで、作り方はいつものチャーハンと同じ。これなら、チャーハンを作ったことがある人なら、簡単にできるはずです。

**たとえば、いつもの餃子の具に、チンゲン菜をたっぷり使ってみる。**チンゲン菜の貧血や肩こりに対する効能が、しょうがやにんにくと一緒に摂ることで、さらに増します。これで、薬膳餃子。餃子の作り方も、チャーハンと同じようにいつもの餃子の作り方と同じです。

**たとえば、いつもの茶碗蒸しに、山芋と梅干を加えてみる。**消化を促進する山芋と梅干しが入ると、それだけで食欲不振を改善する薬膳茶碗蒸し。いつもの茶碗蒸しをひと工夫しただけです。

このように、**いつものごはんをひと工夫して作るのが、薬膳**なのです。体のためになるようにと、材料から一つひとつ吟味しながらつくるなんて、たいへんですよね。それより、いつものメニューをアレンジするほうが簡単です。

これから紹介するのは、そんなアレンジのヒントになるレシピです。そのまま作ってみるのもいいですし、組み合わせのヒントにして、いつものごはんをアレンジしてみてはいかがでしょうか。

疲労回復　貧血

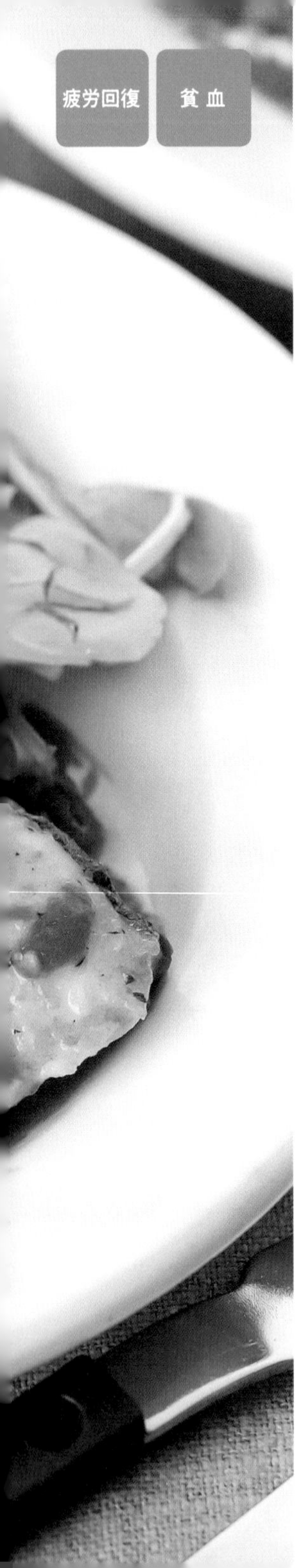

お疲れ気味の体をピリッと元気にする

# たらのピリ辛トマト煮

主菜 01

## 材料（2人分）

たら…2切れ(180g)
玉ねぎ…1/4個
しめじ…1/3株(50g)
にんにく…1かけ
ルッコラ…適量
塩、粗びき黒こしょう
　…少々
薄力粉…大さじ1/2
オリーブオイル
　…大さじ1
バター…5g
白ワイン…大さじ2
Ⓐ
トマト缶(ホールタイプ)…200g
水…70ml
輪切り唐辛子…1本分
オレガノ(乾燥)…小さじ1
塩、粗びき黒こしょう…各適量
粉チーズ…適量

## 作り方

❶玉ねぎは薄切りにする。しめじは石づきを落としてほぐす。にんにくは輪切りにスライスする。トマト缶はフォークでなめらかになるよう潰す。ルッコラは根元を落とし長さを3等分にする。
❷たらに塩、粗びき黒こしょうを少々振り、薄力粉をまぶす。
❸フライパンにオリーブオイルとにんにくを入れて中火で熱し、たらを焼く。両面に焼き色がついたらたらだけ取り出す。
❹③のフライパンにバターを溶かし、玉ねぎ、しめじを加え、しんなりするまで炒める。白ワインを回しかけ、Ⓐを加える。沸いたらたらを戻し、弱めの中火で3分煮る。塩、粗びき黒こしょう適量で味を調える。器に盛り付けルッコラを添え、粉チーズを散らす。

**然の膳 Point** エネルギー不足になった体を元気にするたらと、胃のはたらきを高めて消化を促進させるトマトを一緒に食べることで疲れをとる。

216kcal
塩分 0.7g
（1人分）

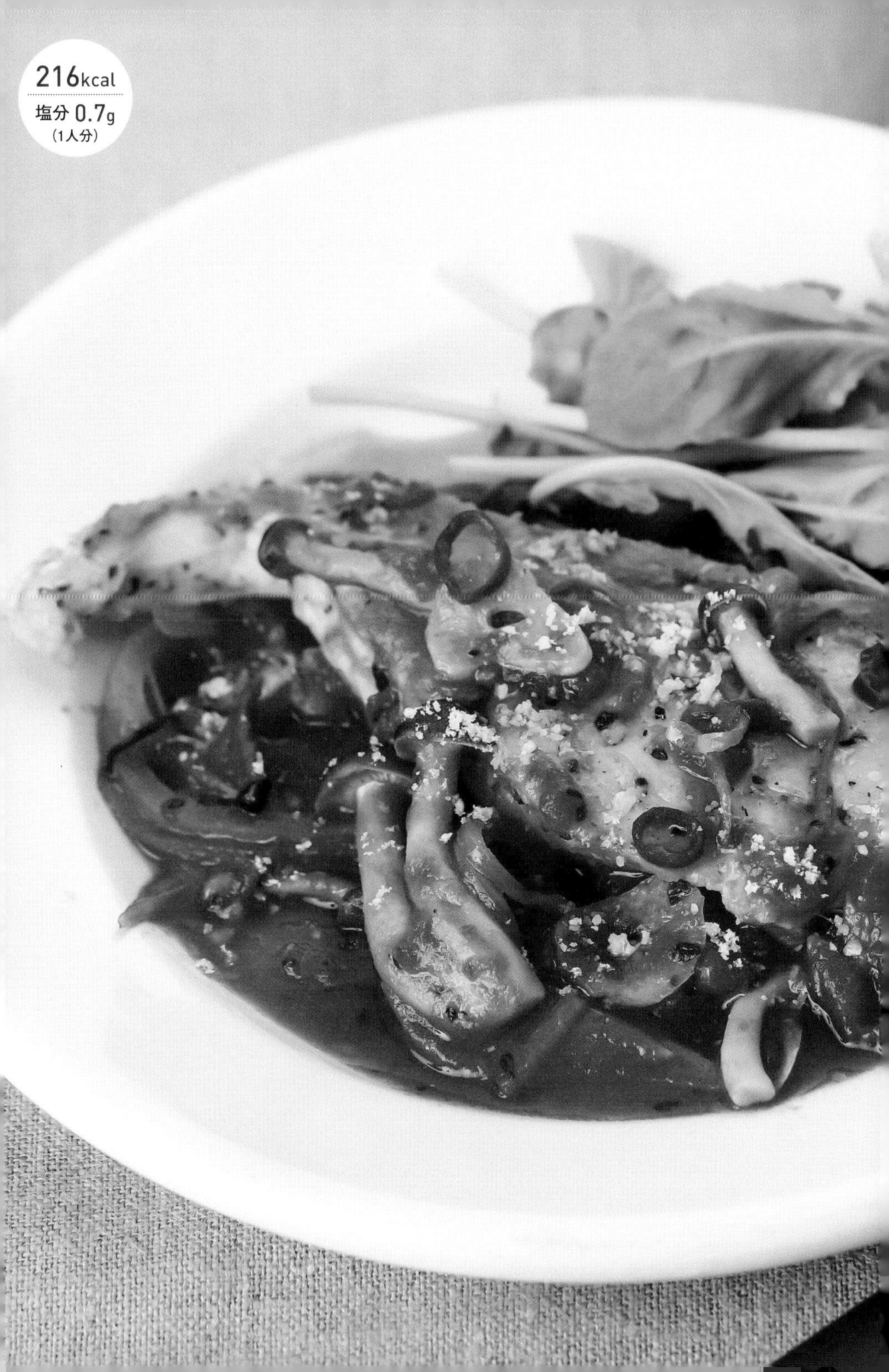

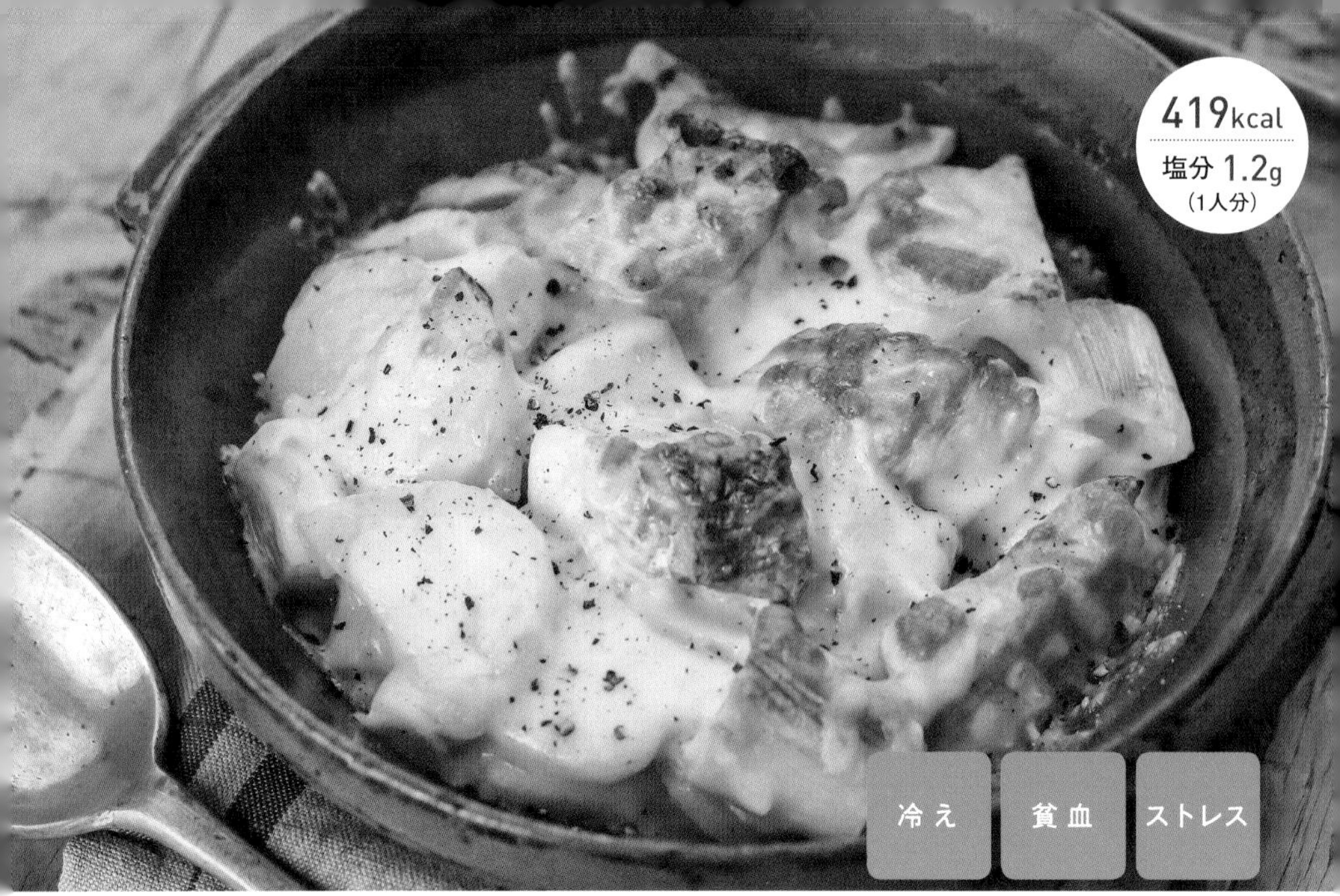


主菜 02

体を温める２つの食材で冷え解消

# 鮭とじゃがいものみそチーズ焼き

**材料（２人分）**

生鮭……2切れ(200g)
じゃがいも……1個(160g)
長ねぎ……1本
オリーブオイル……小さじ2
バター……10g
薄力粉……小さじ2
牛乳……100ml
にんにく(すりおろし) ……少々
みそ……小さじ1と1/2
ピザ用チーズ……40g
塩……適量
粗びき黒こしょう……適量

**作り方**

❶じゃがいもは皮をむき半月の薄切りにする。長ねぎは3cmの長さに切る。鮭は6等分の一口大に切り、塩ふたつまみを振る。
❷フライパンにオリーブオイルを中火で熱し、鮭を皮面から焼く。焼き色がついたら裏面も同様に焼いて取り出す。
❸②のフライパンにバターを入れ､長ねぎを焼く。焼き色がついたらじゃがいもを加え、周りが透明になるまで炒める。火を止めて薄力粉を振り入れ、粉っぽさがなくなるまでなじませる。牛乳を2 ～ 3回に分けて加え、都度よく混ぜる。
❹にんにく、みそを加え、鮭を戻して弱めの中火でとろみがつくまで煮る。耐熱の器に盛り、チーズを散らす。トースターまたはオーブンで、チーズに焼き色がつくまで焼く（240°C 6 ～ 7分)。仕上げに粗びき黒こしょうを振る。

**然の膳 Point** 体を温める食材である鮭とみそを一緒に摂ることで冷えを解消。さらに鮭には血のめぐりがよくなる効能があり冬の体に元気を与える。

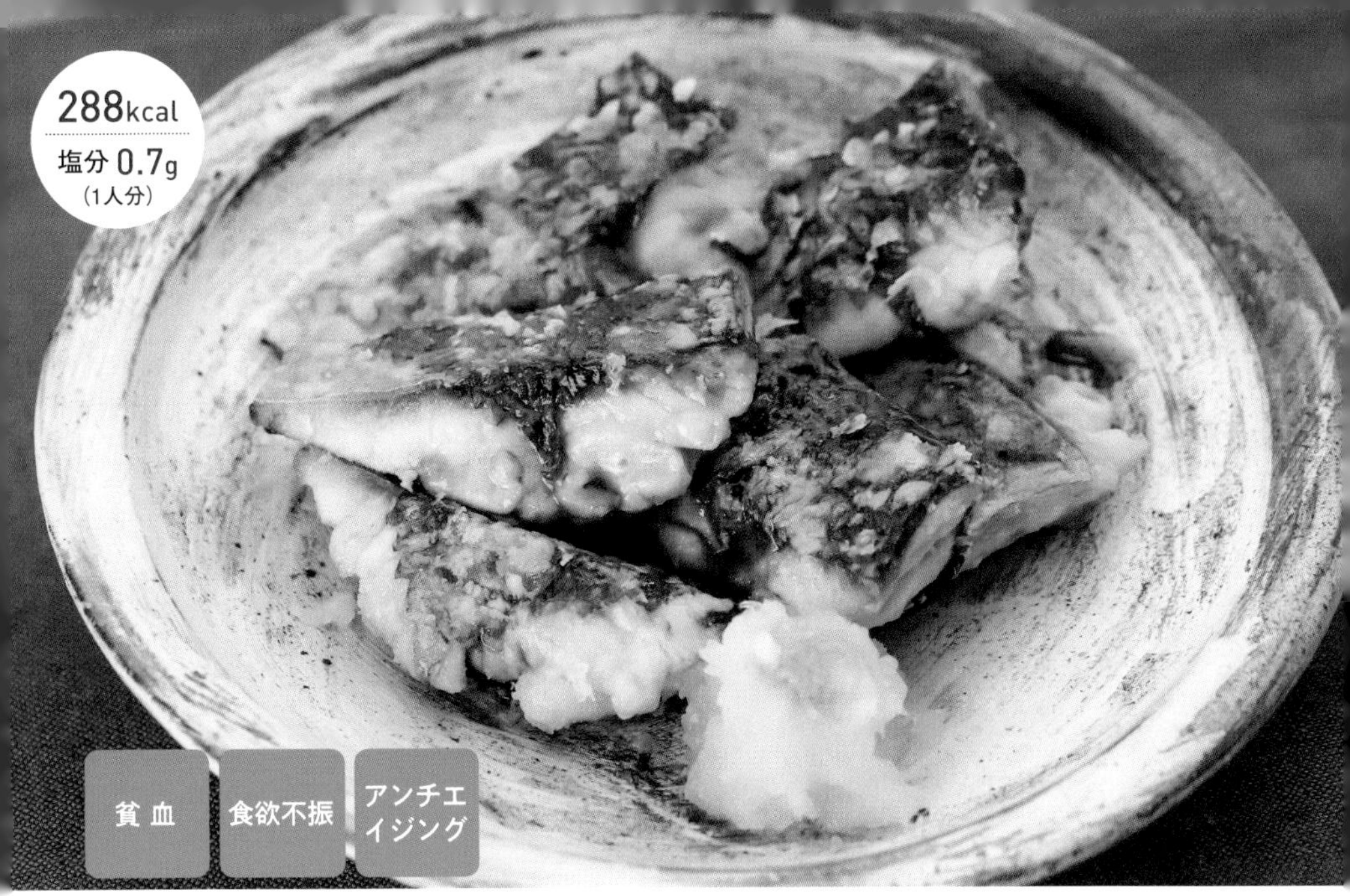
288kcal
塩分 0.7g
(1人分)
貧血
食欲不振
アンチエイジング

主菜 03

さばを大葉ではさんで血液サラサラ

# さばの大葉焼きポン酢だれ

**材料（2人分）**

さば……1/2尾
(3枚おろし、半身1切れ)
塩……適量
大葉……6枚
片栗粉……大さじ1
サラダ油……大さじ1
Ⓐ ポン酢……大さじ1
Ⓐ みりん……大さじ1/2
大根(すりおろし) ……適量

**作り方**

❶さばは両面に塩を振って10分置き、出てきた水気をキッチンペーパーで拭きとる。骨を除き、6等分の削ぎ切りにする。大葉ではさみ、片栗粉をまぶす。
❷フライパンにサラダ油を中火で熱し、さばの皮面から入れて1 ～ 2分焼く。裏面も同様にし、焼きさばに火が通ったら、油を切って器に取り出す。
❸フライパンの余分な油をキッチンペーパーで拭きとり、Ⓐを入れる。再び火をつけ、タレを煮立てる。②に大根おろしを添えて、タレをかける。

**然の膳 Point** 血液をサラサラにする不飽和脂肪酸のEPA、DHAが豊富に含まれるさば。大葉ではさめば、食欲がないときもさっぱり食べられる。

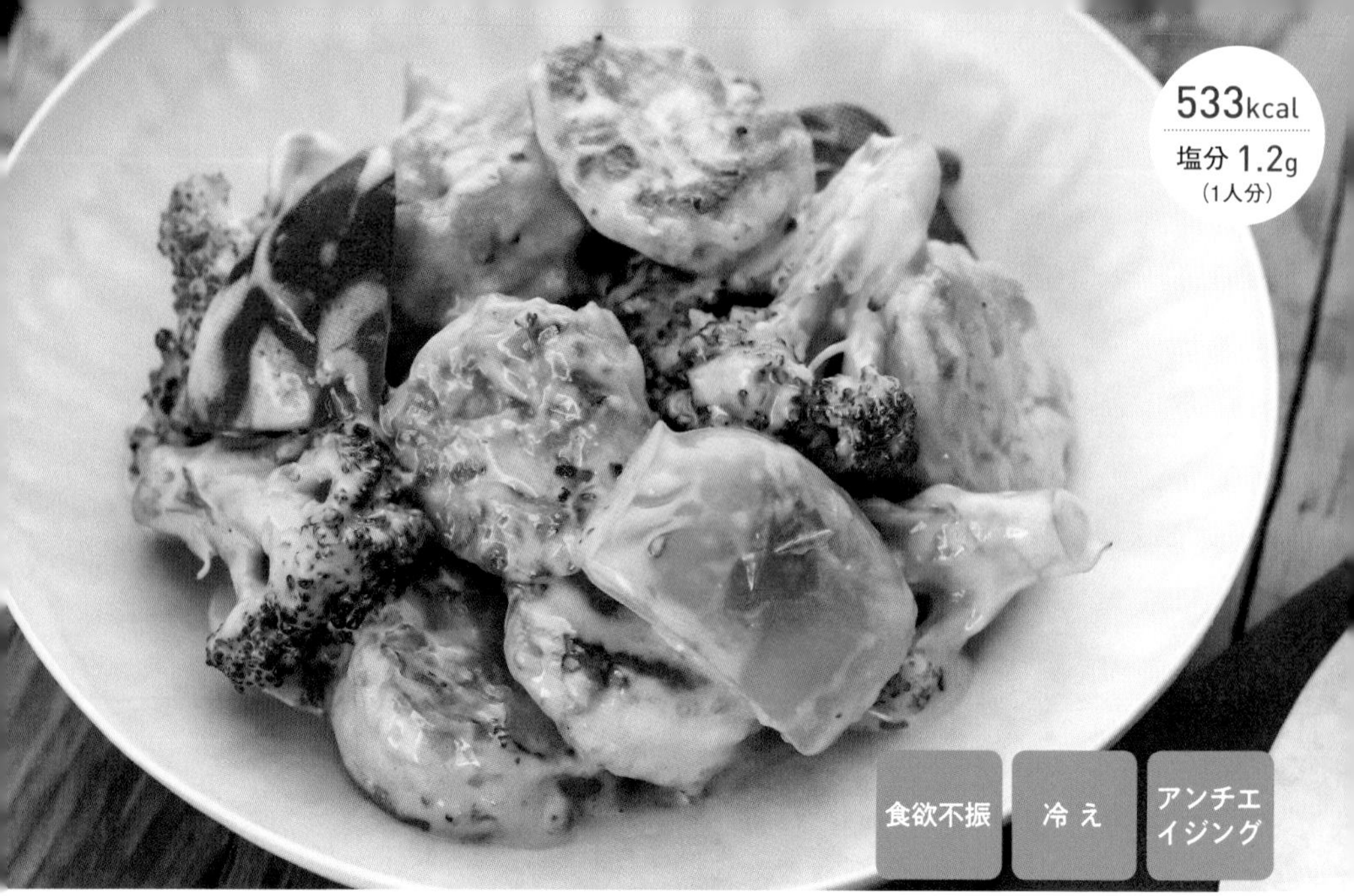

533kcal
塩分1.2g
（1人分）

食欲不振 / 冷え / アンチエイジング

主菜 04

えびと一緒に野菜もたっぷり摂って胃を元気に

# 彩り野菜のえびマヨ

## 材料（2人分）

殻付きえび……10尾（150g）
ブロッコリー……1/2株（150g）
赤パプリカ……1/4個
黄パプリカ……1/4個
Ⓐ
- 酒……小さじ2
- ごま油　小さじ1
- 塩、こしょう……各少々

片栗粉……大さじ2
Ⓑ
- マヨネーズ……大さじ4
- ケチャップ……大さじ1/2
- オイスターソース……小さじ1/2
- レモン汁……小さじ1/2
- 砂糖……小さじ1/2

サラダ油……大さじ3

## 作り方

❶ブロッコリーは小房に分け、大きいものは半分に切る。パプリカは種とわたを除き3cm大に切る。えびは殻と尾をはずし、背に切り込みを入れ、背わたを取り出す。キッチンペーパーで水気を拭きとり、Ⓐ→片栗粉の順に揉みこむ。ボウルにⒷを合わせる。
❷フライパンにサラダ油を強めの中火で熱し、えびを入れ、両面1分ずつ揚げ焼きにする。網に取り出し油を切る。
❸残った油にブロッコリーとパプリカを加え、油が回ったらフタをして、途中1～2回混ぜながら弱めの中火で4分蒸し焼きにする。えびを戻し入れ、水気を飛ばすように強火でさっと炒める。
❹③をⒷのボウルに入れ、熱いうちに手早く和える。

**然の膳 Point** 東洋医学では、老化により腎がおとろえるといわれる。その腎のはたらきを補うのがえび。体を温める食材でもあるので冷え解消にも。

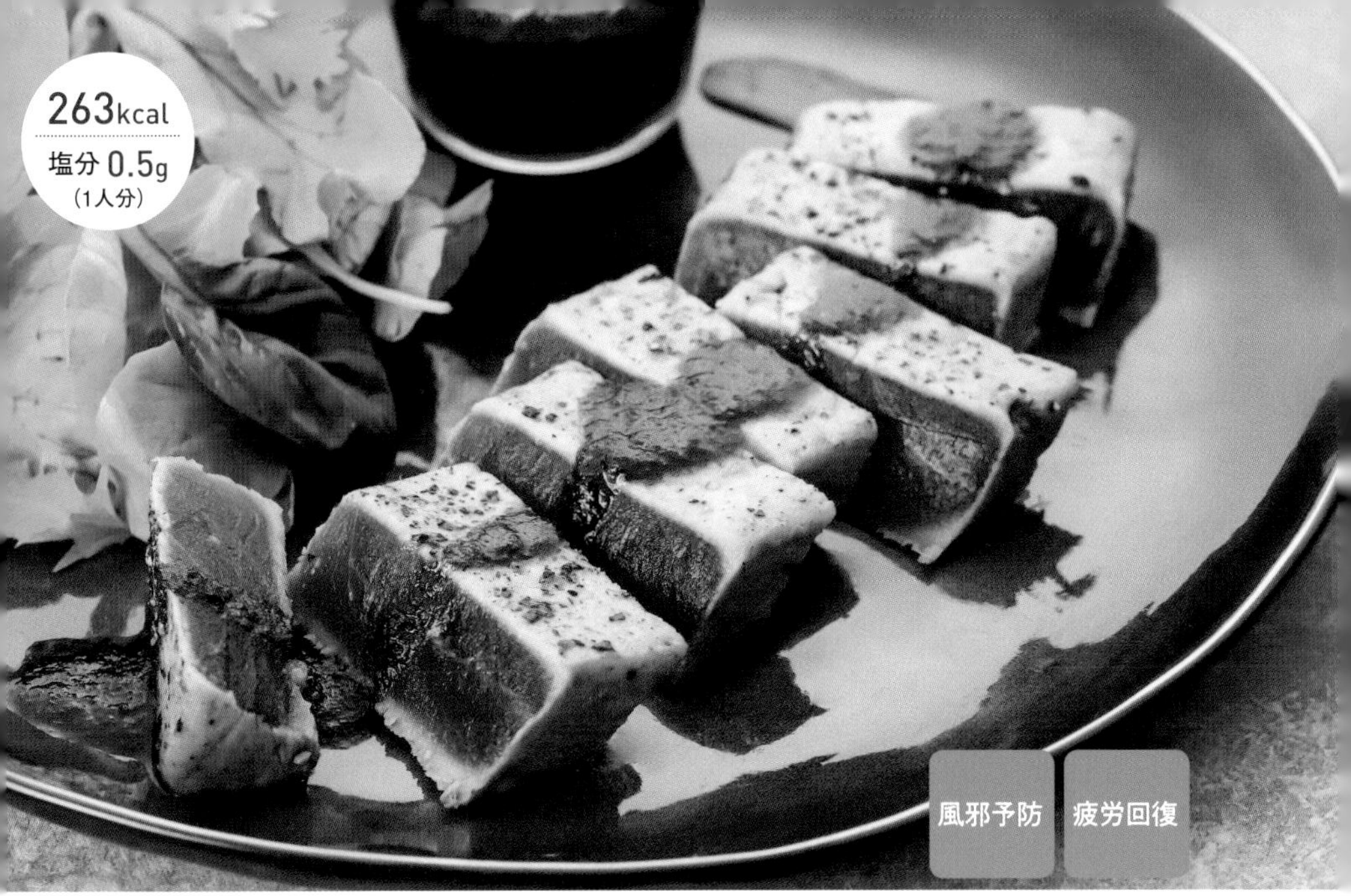


主菜 05

かける薬膳とマグロで免疫力アップ

# マグロのステーキ かける薬膳 黒ごまとにんにくのソース

## 材料（2人分）

マグロ(赤身)……150g
バター……10g
塩・粗びき黒こしょう……少々
黒ごまとにんにくのソース
(本書P45参照）……適量
ベビーリーフ…適量

## 作り方

❶マグロに塩・粗びき黒こしょうを振って下味をつける。
❷中火で熱したフライパンにバターを入れて、マグロの表面を10秒ずつ焼く。
❸②のマグロを厚め（2cm程度）にスライスし、ベビーリーフと一緒に皿に盛り付け、ソースをお好み量かける。ソースを別容器に入れて、つけダレとして使ってもいい。
※苦味の食材を添えるとバランスのよいメインになります。

然の膳 Point 鉄分が豊富で、体を温める効果があるマグロを、黒ごまとにんにくのソースと一緒に食べることで、免疫力を高め疲労回復効果が大きくなる。

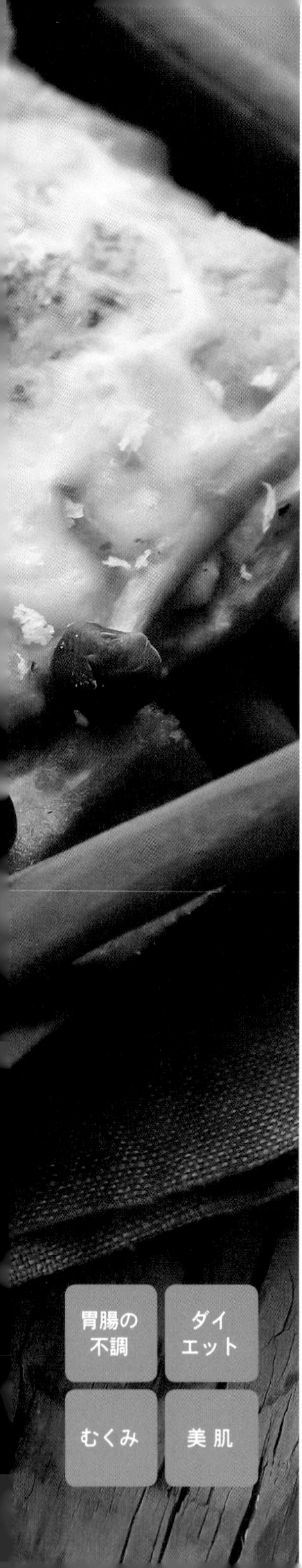


胃腸にやさしく
重たくないグラタン

主菜
06

# 里いもソースのベジグラタン

## 材料（2人分）

里いも……300g
Ⓐ みそ……大さじ1/2
Ⓐ しょうゆ……小さじ1
Ⓐ 豆乳……130ml
アスパラ……3本
にんじん……1/2本（75g）
しめじ……1/2袋（50g）
厚揚げ……200g
米油……大さじ1/2
塩・こしょう……各少々
シュレッドチーズ……30g
パン粉……適量

## 作り方

❶里いもは皮付きのまま水で洗い、水気を切らずに耐熱皿にのせ、600Wのレンジで9分ほど加熱する。手で皮をむき、マッシャーやフォークで潰す。
❷Ⓐを混ぜ合わせ、①に少しずつ加えてのばす。均一になるように混ぜ、ソース状になったらしばらく置いておく。
❸アスパラは皮をむき、斜め切りにする。にんじんは皮をむき、薄い輪切りにする。しめじは石づきを取り、手でほぐす。
❹厚揚げは一口大に切る。
❺フライパンに米油を入れて中火で熱し、③を入れて炒める。野菜に火が通ったら④を加えて炒め合わせ、塩・こしょうで味を調える。
❻耐熱グラタン皿に⑤を入れ、上から②をかける。チーズ、パン粉をかけ、オーブントースター（260℃）で5分ほど焼く。

然の膳Point 里いもや豆乳は、胃や腸の調子が悪くて食欲がないときに摂りたい食材。里いもは食物繊維豊富で、腸内の老廃物を排出し、便秘改善にも。

408kcal
塩分 1.7g
（1人分）

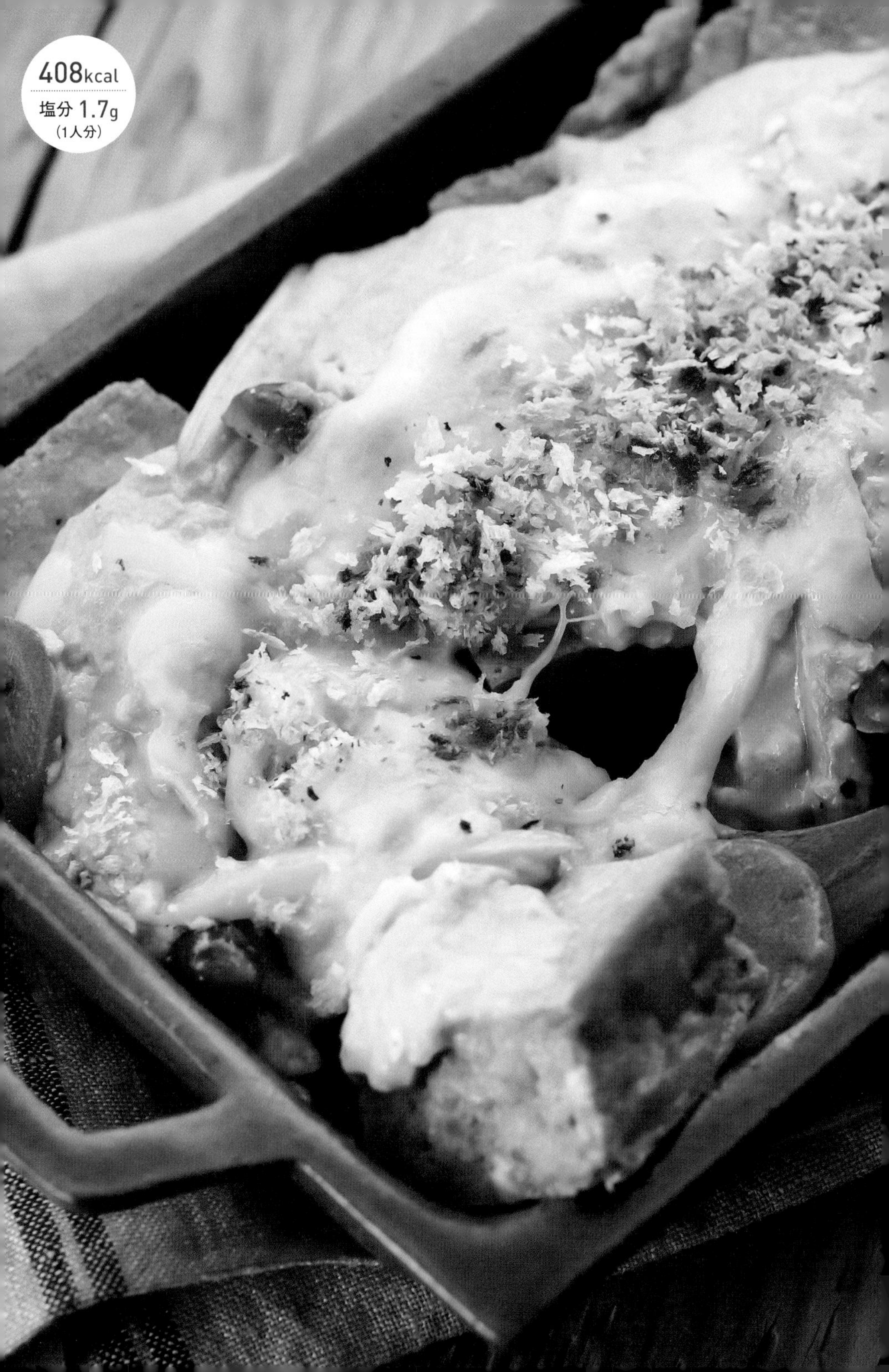

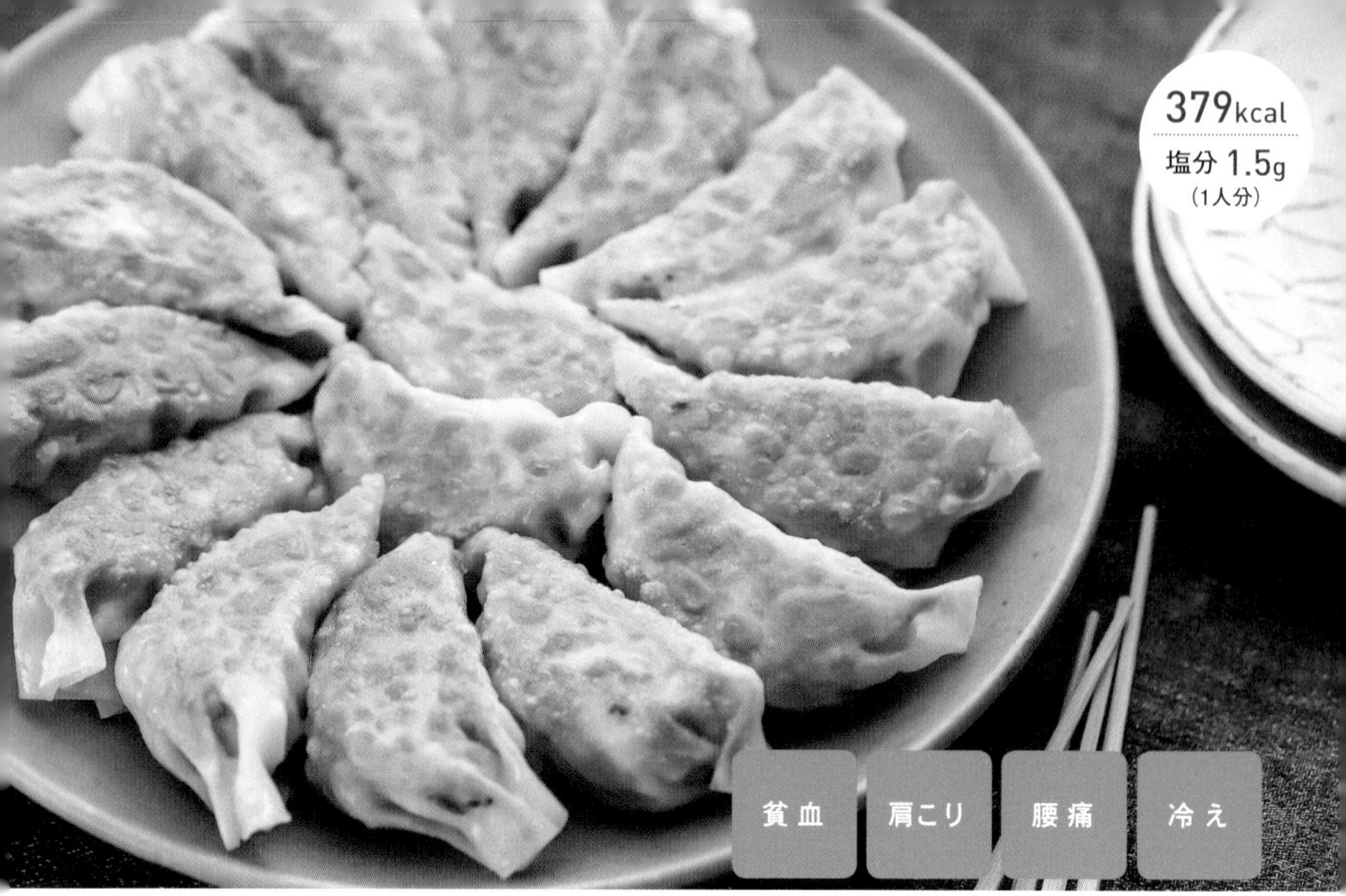


主菜 07

タレなしで食べられるヘルシー餃子

# チンゲン菜の焼き餃子

**材料（2人分）**

チンゲン菜……100g
白菜……80g
塩……小さじ1/4
しいたけ……2個
豚ひき肉……120g
餃子の皮……16枚
Ⓐ
しょうゆ……小さじ1
オイスターソース……小さじ1/2
きび砂糖……小さじ1/2
ごま油……小さじ1
おろしにんにく……小さじ1/2
おろししょうが……小さじ1/2
片栗粉……小さじ1
米油……大さじ1

**作り方**

❶チンゲン菜と白菜をみじん切りにしてボウルに入れ、塩を加えて手で揉み、5分ほどおく。出てきた水気を絞る。
❷しいたけは石づきを取り、みじん切りにする。
❸ボウルに豚ひき肉とⒶを入れ、粘りが出るまでよく混ぜる。①、②を加えて全体を混ぜ合わせる。
❹餃子の皮に③の肉だねをのせ、皮の縁に水を塗って半分に折り、端からひだを作りながら包む。
❺フライパンに米油を入れて中火で熱し、④を並べて1～2分焼く。焼き色がついたら水を加えてフタをし、5分ほど蒸し焼きにする。
❻フタを外し、水気を飛ばしながら焼き上げる。

**然の膳 Point** 血のめぐりをよくすることで肩こりを改善するチンゲン菜。しょうがやにんにくの辛味食材と一緒に摂ることでさらに効果が増す。

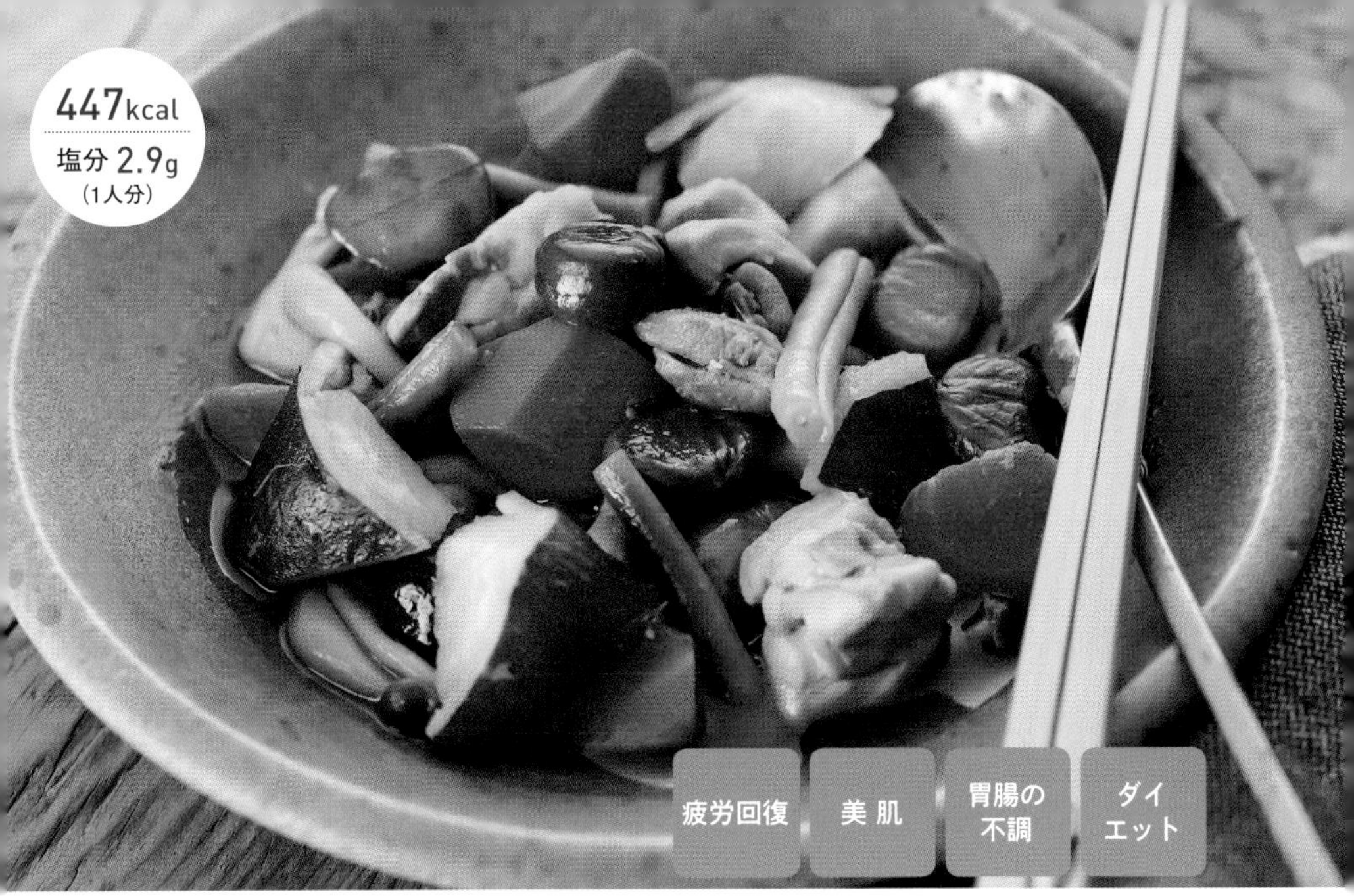
447kcal
塩分 2.9g
(1人分)
疲労回復
美肌
胃腸の不調
ダイエット

主菜 08

低カロリーで美容効率もバツグンの具沢山煮物

# 栗とさつまいもの秋煮物

### 材料（2人分）

さやいんげん……3本（30g）
さつまいも……1/4本（100g）
にんじん……1/2本（75g）
しめじ……1/2袋（50g）
鶏もも肉……1/2枚（150g）
ごま油……大さじ1
むき栗……8粒
Ⓐ
- だし汁……200ml
- しょうゆ……大さじ2
- きび砂糖……大さじ1
- みりん……大さじ1+1/2
- しょうが（薄切り）……4枚

### 作り方

❶さやいんげんはヘタと筋を取って塩茹でし、3等分の長さに切る。
❷さつまいも、にんじんは乱切りにする。しめじは石づきを取り、手でほぐす。鶏肉は一口大の大きさに切る。
❸鍋にごま油を入れて中火で熱し、鶏肉を加えて表面をこんがりと焼く。さつまいも、にんじんを加えてさっと炒める。油が回ったら、しめじ、むき栗、Ⓐを加えてフタをし、弱火で15分ほど煮汁が少なくなるまで煮る。
❹①を加え、さっと煮る。

**然の膳 Point** 免疫力を高め、肌を美しく保つ効果のある栗は、腸の調子を整えるさつまいもと組み合わせると、さらに美容効果をアップできる。

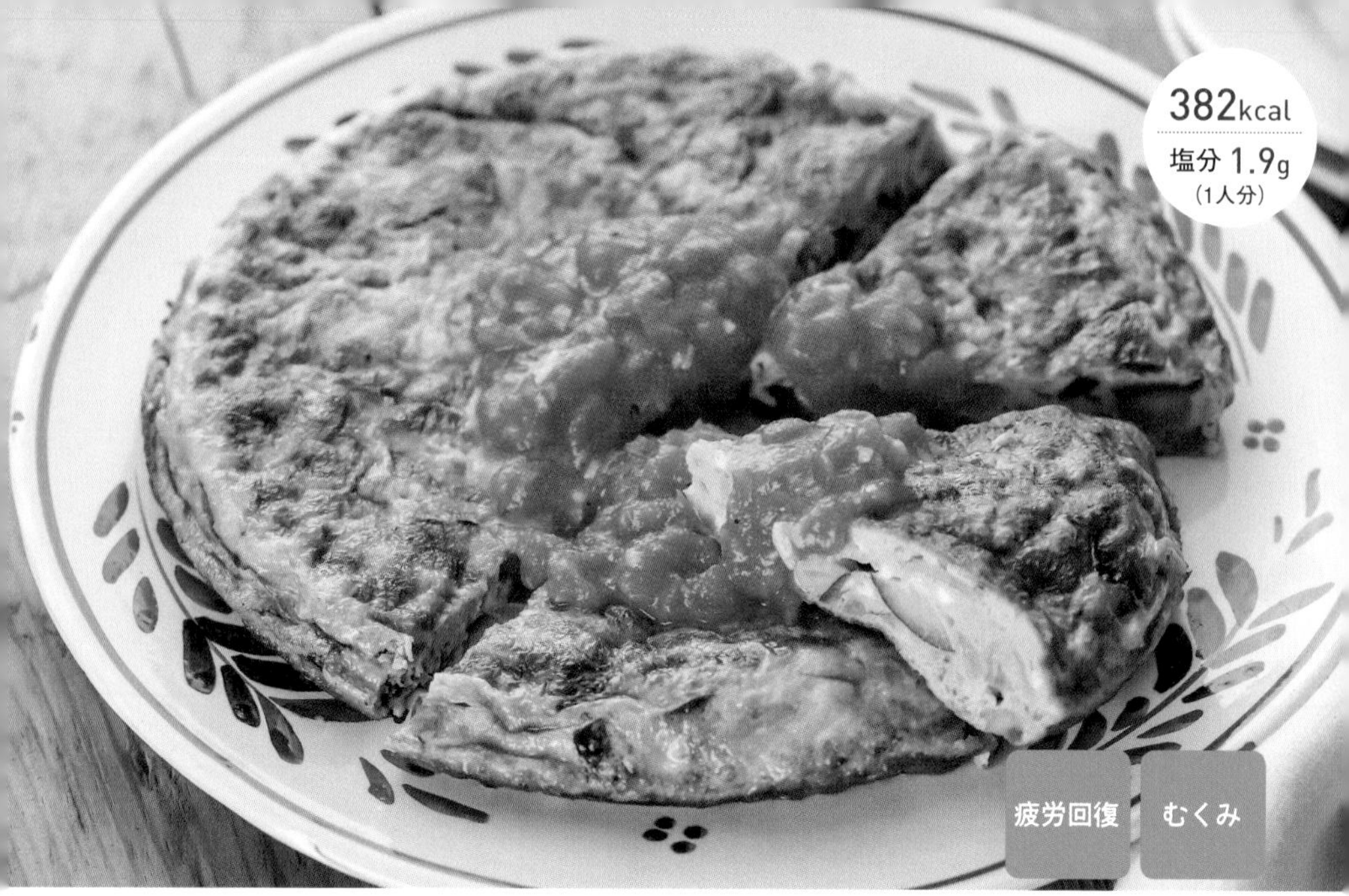


主菜 09

夏野菜をたっぷり摂って夏バテ予防

# フレッシュトマトソースの夏野菜オムレツ

## 材料（2人分）

ズッキーニ……1/3本(60g)
なす……小1本(90g)
玉ねぎ……1/6個(30g)
ベーコン(ロング) ……2枚
卵……4個
米油……大さじ1
塩・こしょう……各少々
【ソース】
トマト……1個(220g)
にんにく(みじん切り)
……小さじ1
オリーブオイル……小さじ1
塩……小さじ1/4
粗びきこしょう……少々

## 作り方

❶ソースを作る。トマトは湯むきし、ざく切りにする。
❷鍋にオリーブオイルを入れて中火で熱し、にんにくを炒める。香りが出たら①、塩、粗びきこしょうを加え、トマトを潰しながら半量になるまで煮詰める。
❸ズッキーニとなすは1cmの角切りにする。玉ねぎは薄切りにする。ベーコンは7～8mmの幅に切る。
❹ボウルに卵を溶きほぐす。
❺フライパンに半量の米油を入れて中火で熱し、③を炒める。野菜がやわらかくなったら塩・こしょうで味を調え、火からおろし粗熱をとり、④に加える。
❻フライパンをキッチンペーパーで拭き取り、残りの米油を入れて中火で熱し、⑤を一気に流し入れる。火を弱めてフタをし、4～5分焼く。上下を返し、中火にしてさらに1～2分焼く。
❼食べやすく切って器に盛り、②のソースをかける。

**然の膳 Point** 利尿作用が強く、体のむくみをとる夏野菜を、酸味の疲労回復効果があるフレッシュトマトソースで食べる夏バテ予防の一品。

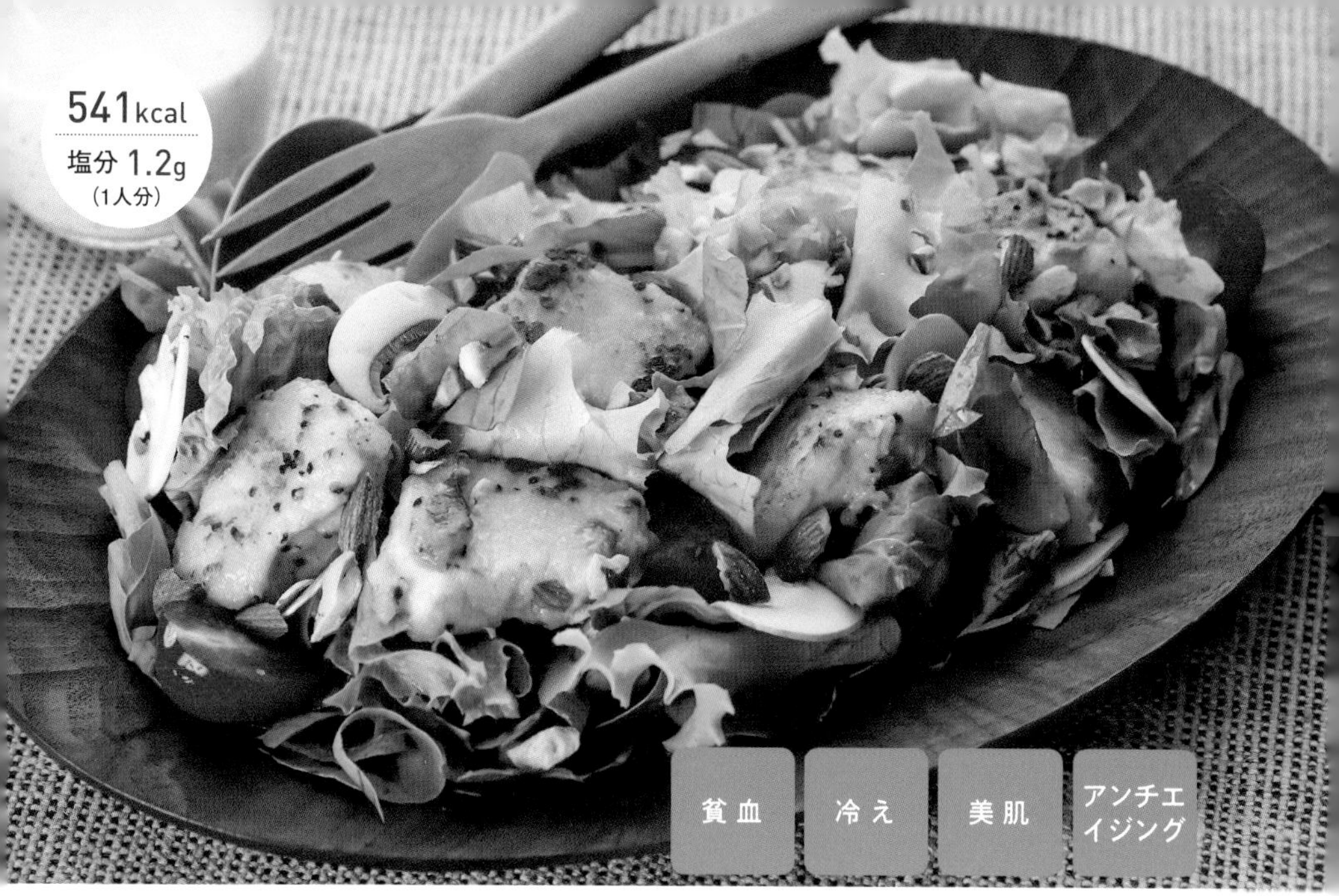

541kcal
塩分 1.2g
(1人分)

貧血　冷え　美肌　アンチエイジング

主菜 10

チキンとの組み合わせて、生野菜サラダでも体を冷やさない

# ルッコラと香ばしいチキンのおかずサラダ

**材料（2人分）**

アーモンド……20g
ルッコラ……30g
サニーレタス……60g
グリーンリーフ……30g
マッシュルーム（白）……1個
ミニトマト……3個
鶏胸肉……1枚
塩……少々
粗びきこしょう……少々
薄力粉……適量
オリーブオイル……小さじ1
Ⓐ はちみつ……大さじ1/2
Ⓐ 粒マスタード……大さじ2
Ⓐ マヨネーズ……大さじ2
Ⓐ 酢……大さじ1

**作り方**

❶Ⓐを混ぜ合わせ、ドレッシングを作る。
❷アーモンドはキッチン用ポリ袋に入れ、めん棒などで粗めに砕く。
❸ルッコラ、サニーレタス、グリーンリーフはざく切りにする。マッシュルームは根元の固い部分を切り落とし、薄切りにする。ミニトマトはヘタを取り半分に切る。
❹鶏胸肉は一口大の大きさに切り、塩、粗びきこしょう、薄力粉をまぶす。
❺フライパンにオリーブオイルを入れて中火で熱し、④を両面こんがりと焼き、中まで火を通す。
❻器に③、⑤を盛り、②をトッピングする。上から①をかける。

**然の膳 Point** めぐりを改善する緑野菜ルッコラをたんぱく質豊富な鶏肉と一緒に摂る。辛味のマスタードと組み合わせて体を冷やさない工夫も。

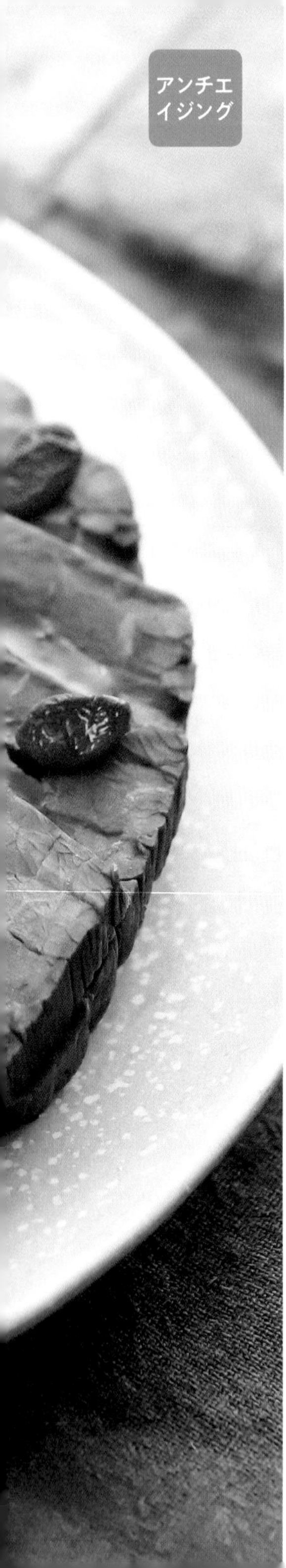

アンチエイジング

主菜 11

薬膳ローストビーフでアンチエイジング

# 薬膳スパイシーローストビーフ黒ごまソース

## 材料（作りやすい分量）

牛もも塊肉……400g
塩・こしょう……小さじ1/2
ごま油……大さじ1

Ⓐ
- 水……大さじ2
- 酒……大さじ3
- 八角……1個
- くこの実　10g

Ⓑ
- 黒ごまペースト……大さじ2
- 酢……大さじ1
- 砂糖……大さじ1
- しょうゆ……大さじ4
- しょうが（すりおろし）……小さじ1
- にんにく（すりおろし）……小さじ1

## 作り方

準備：牛もも塊肉は常温に戻し、塩・こしょうをふる。炊飯器に沸騰湯を入れておく。

❶フライパンにごま油を入れて熱し、牛肉の表面を焼く。
❷Ⓐを火にかけ、ふつふつとしたら火を止める。
❸耐熱用袋に①と②を入れ、空気をしっかり抜く。
❹炊飯器で保温を選択し、90℃お湯を入れて50分保温する。
❺ソースを作る。Ⓑをよく混ぜ合わせる。
❻④を炊飯器から取り出し、お好みの厚さに切り、ソースも添える。

**然の膳Point** 鉄分が豊富な牛肉を生薬でもあるクコの実、八角、そしてソースの黒ごまと一緒に摂ることでアンチエイジング効果が高まる。

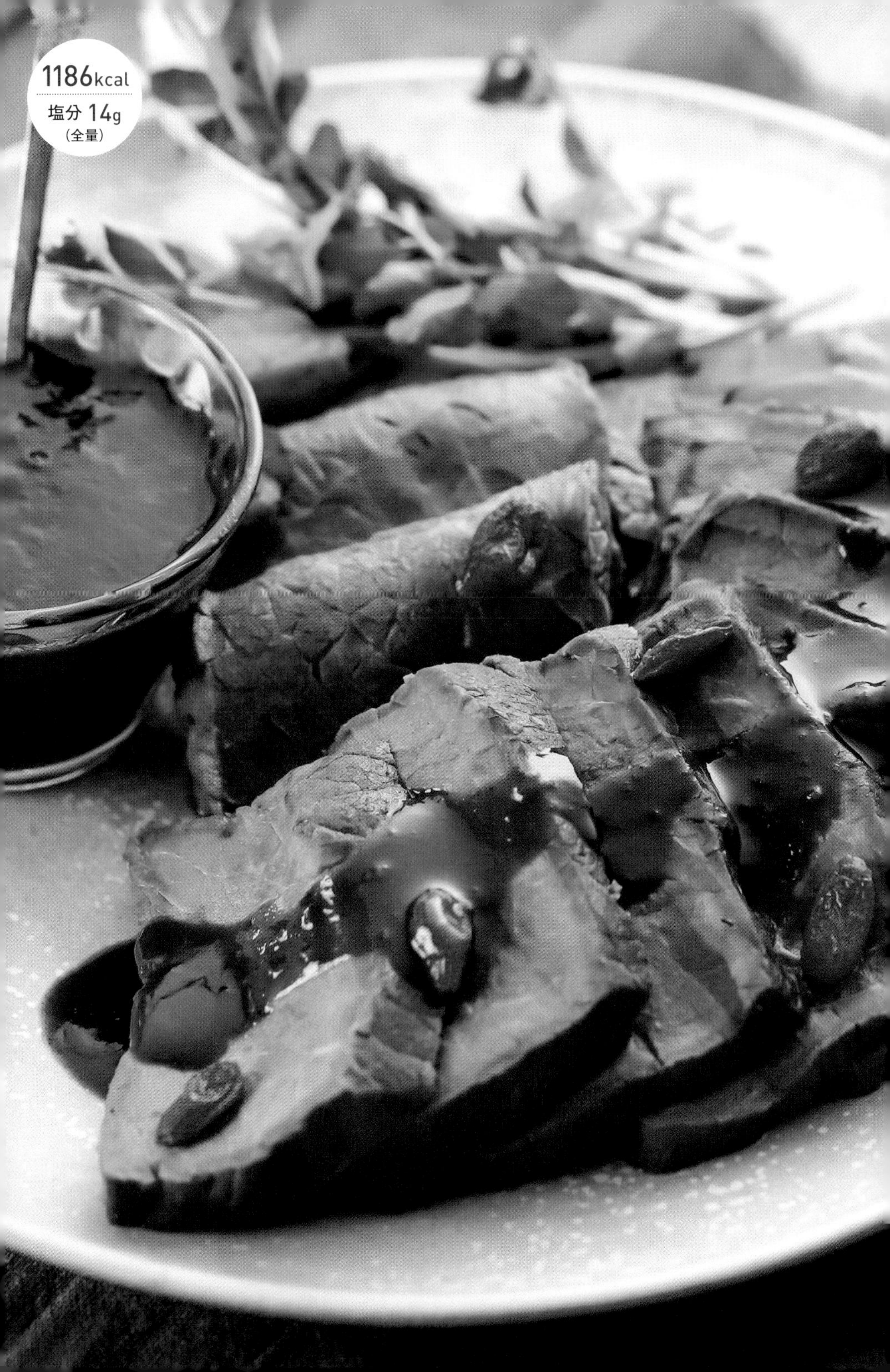

1186kcal
塩分 14g
（全量）

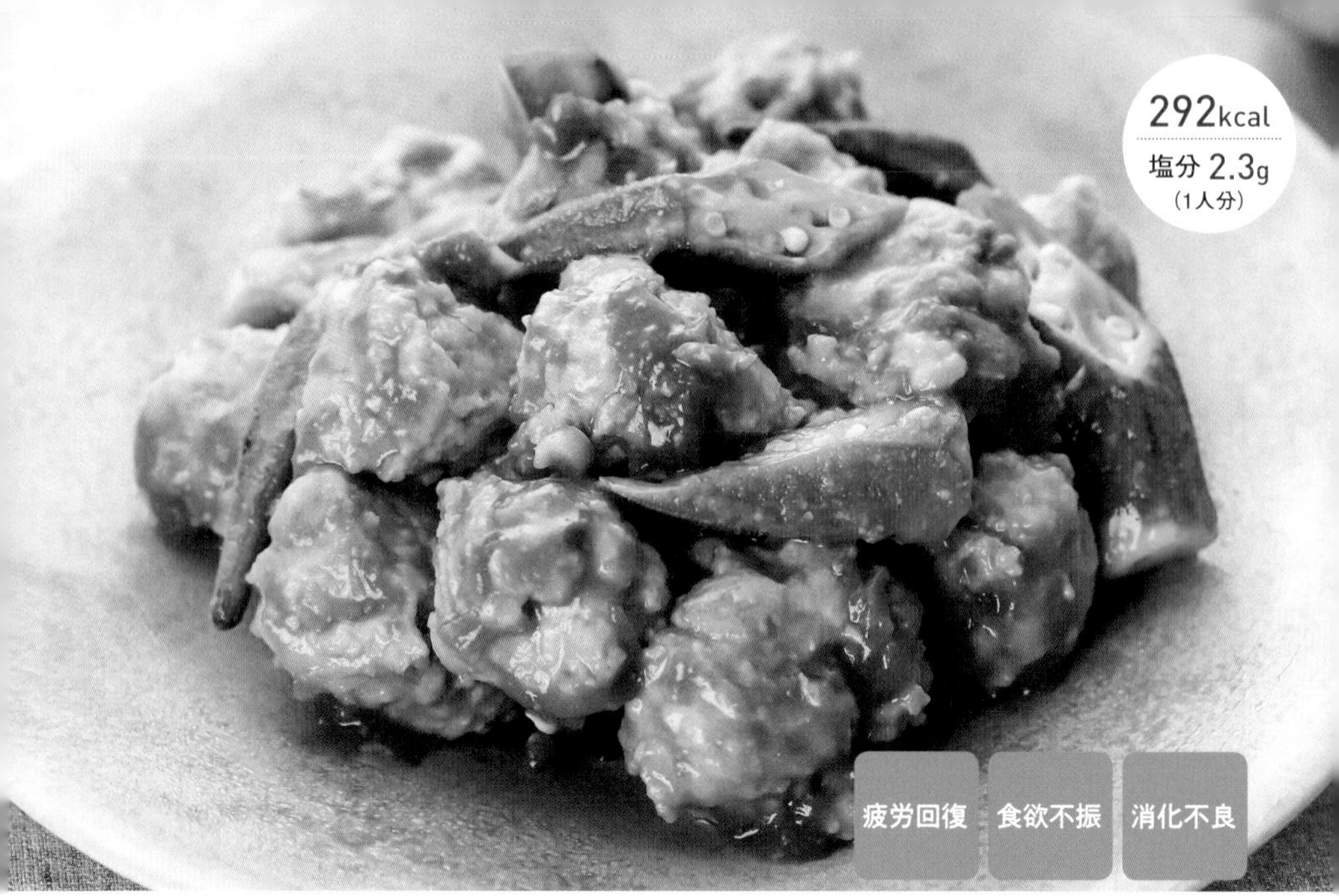
292kcal
塩分 2.3g
(1人分)
疲労回復
食欲不振
消化不良

主菜 12

山芋とオクラを梅と合わせてサッパリした疲労回復ごはん

# 山芋入り鶏つくねの梅だれマリネ

## 材料（2人分）

鶏ひき肉……200g
山芋(すりおろし）……20g
長ねぎ……1/3本(30g)
Ⓐ しょうが(すりおろし）……小さじ1
　塩……小さじ1/3
　酒……小さじ1
　片栗粉……大さじ1
＜梅だれ＞
梅干し……1個
みりん……大さじ2
みそ……大さじ1/2
オクラ……8本

## 作り方

準備：オクラは塩で板ずりをする。梅干しは種を取り、包丁で叩く。

❶梅だれを作る。耐熱ボウルに梅干し、みりん、みそ、オクラを混ぜ合わせラップをせず30秒レンジで加熱する。
❷山芋はすりおろし、長ねぎはみじん切りにする。
❸ボウルに鶏ひき肉、②、Ⓐを入れよく混ぜる。
❹鍋に湯を沸かし、直径3cmほどの丸形に整えスプーンで落とし、浮かんでから約1分茹でる。同じ鍋でオクラも茹でて半分に切る。
❺④の水気を切り、①のボウルに入れマリネにする。

**然の膳 Point** 山にできる薬（山薬）とも呼ばれる山芋と、胃腸の粘膜を保護するオクラは、どちらも滋養強壮食材。梅と合わせることで夏バテ予防に。

422kcal
塩分 2.5g
（1人分）

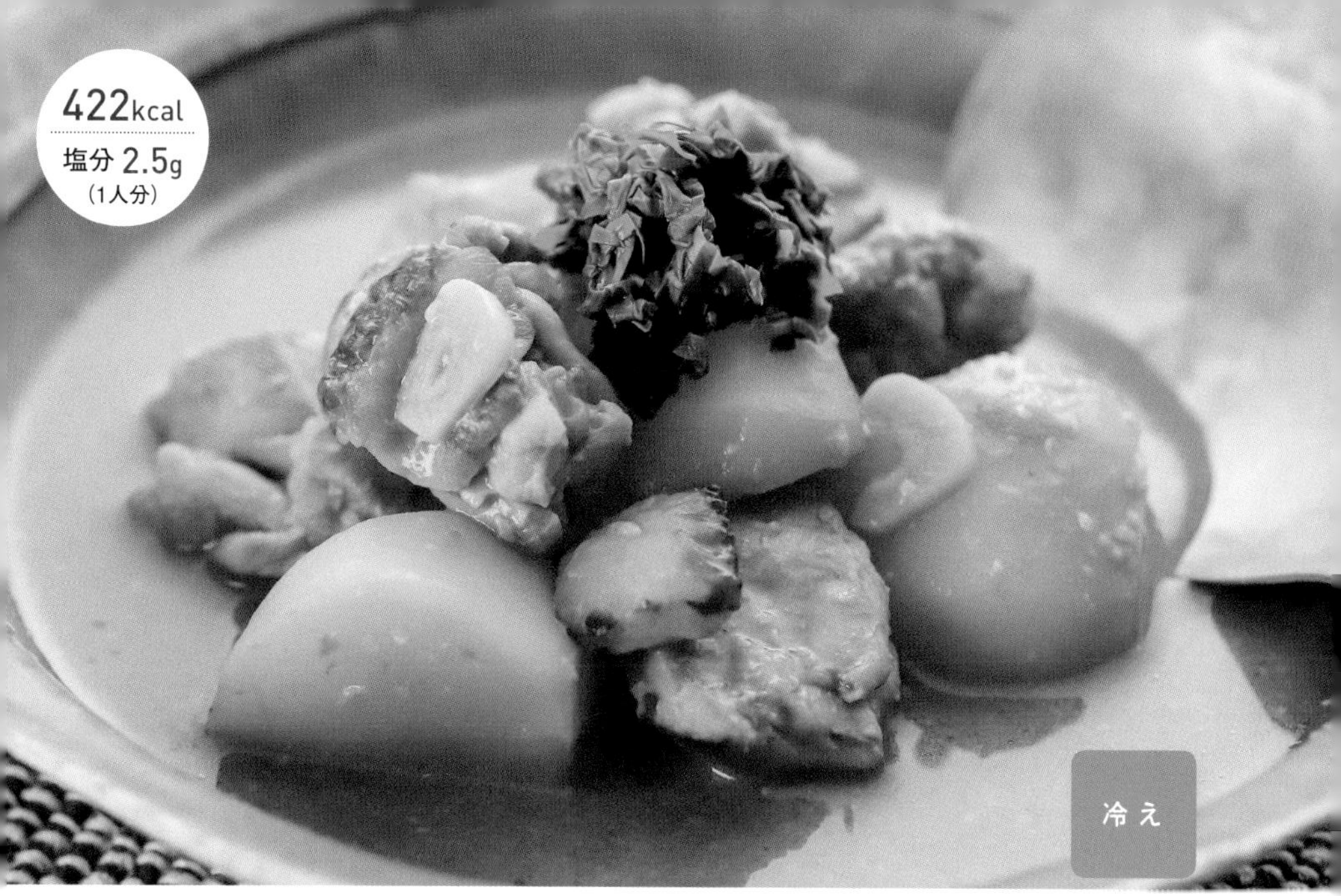

冷え

主菜 13

体を温める食材をふんだんに使った冷え解消メニュー

# 鶏肉とかぶのにんにく酒粕煮込み

## 材料（2人分）

鶏もも肉……200g
かぶ……1個（160g）
にんにく……1片
ごま油……大さじ1
だし汁……300ml
Ⓐ みそ……大さじ2
Ⓐ みりん……大さじ1
Ⓐ 酒粕……20g
かぶの葉もしくは三つ葉……1/2束

## 作り方

❶鶏もも肉は一口大、かぶは乱切り、にんにくは薄切りにする。
❷フライパンにごま油、にんにくを入れ香りが立ったら、①を入れ焼目をつけ、だし汁を加えフタをして沸騰するまで強火、その後弱火にして火が通るまで煮る。
❸煮汁を少量とⒶをよく混ぜ合わせてから②に加え、フタを取り5分ほど弱火で煮る。
❹器に盛り、刻んだ三つ葉を添える。
（かぶの葉の場合は③の段階で入れて煮る）

然の膳 Point　鶏肉、かぶ、にんにく、みそ、酒粕。すべての食材が体を深部から温めてくれる食材。たっぷり摂ることで冷え予防、解消につながる。

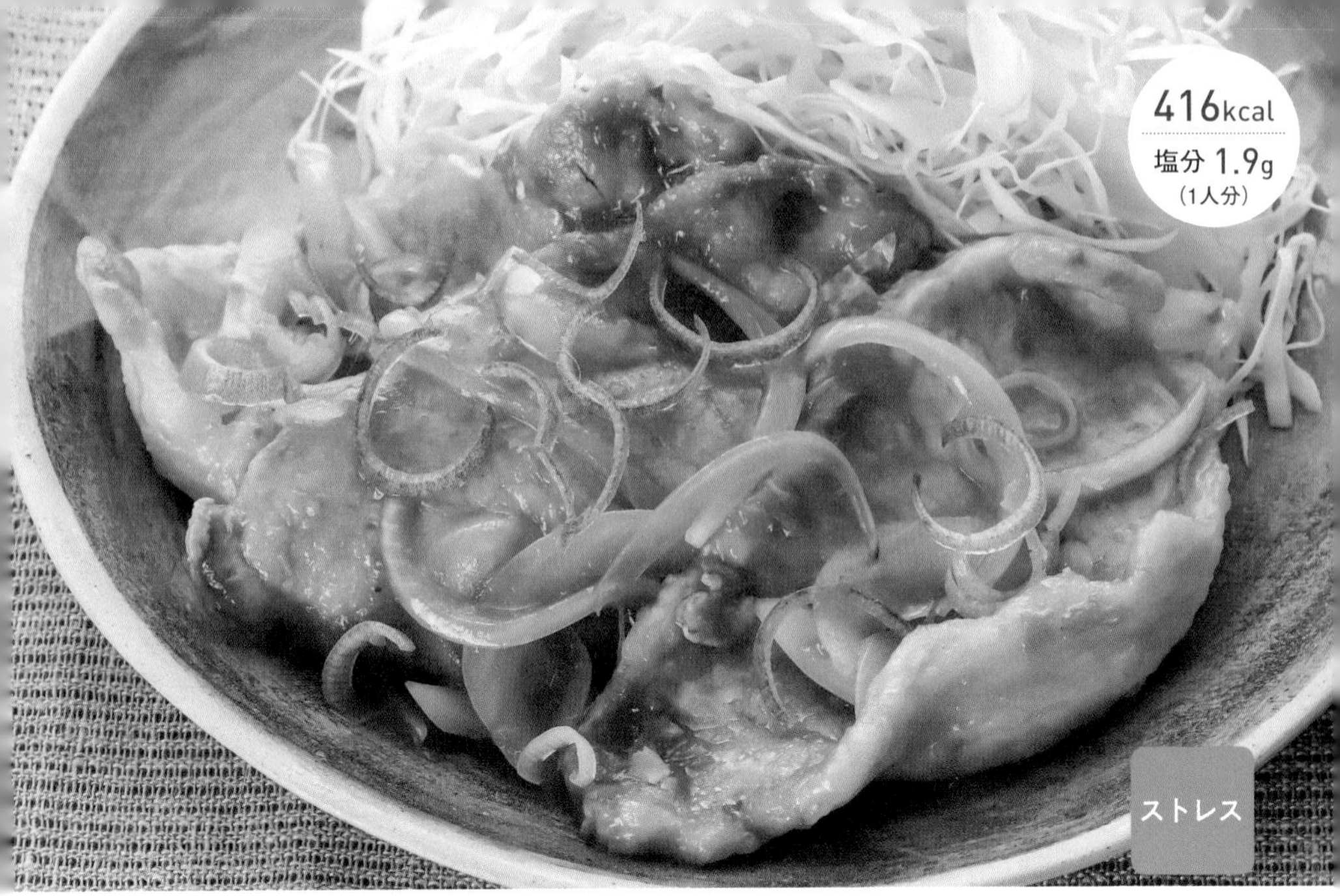


主菜 14

みょうがの作用と香りで心身リラックス

# 豚肉のたっぷりみょうがのせ梅しょうが焼き

## 材料（2人分）

豚ロースライス肉……200g
薄力粉……大さじ1
玉ねぎ……1/2個(100g)
サラダ油……大さじ1
Ⓐ
しょうゆ……大さじ1
みりん……大さじ1
酒……大さじ1
梅干し……1個
しょうが(すりおろし）……小さじ1
みょうが……2個
キャベツ……1/4個

## 作り方

準備：梅干しは粗く刻んでおく。
❶豚ロース肉は薄力粉をまぶし、玉ねぎ1/2個を薄切りにする。
❷フライパンにサラダ油を熱し、①を火が通るまで中火で焼きⒶで調味する。
❸器に千切りにしたキャベツと②を盛り、輪切りにしたみょうがを添える。

然の膳 Point　ストレス時の心身の疲れを、滋養強壮効果のある豚肉で抑える。みょうがの香りにはリラックス効果がある。

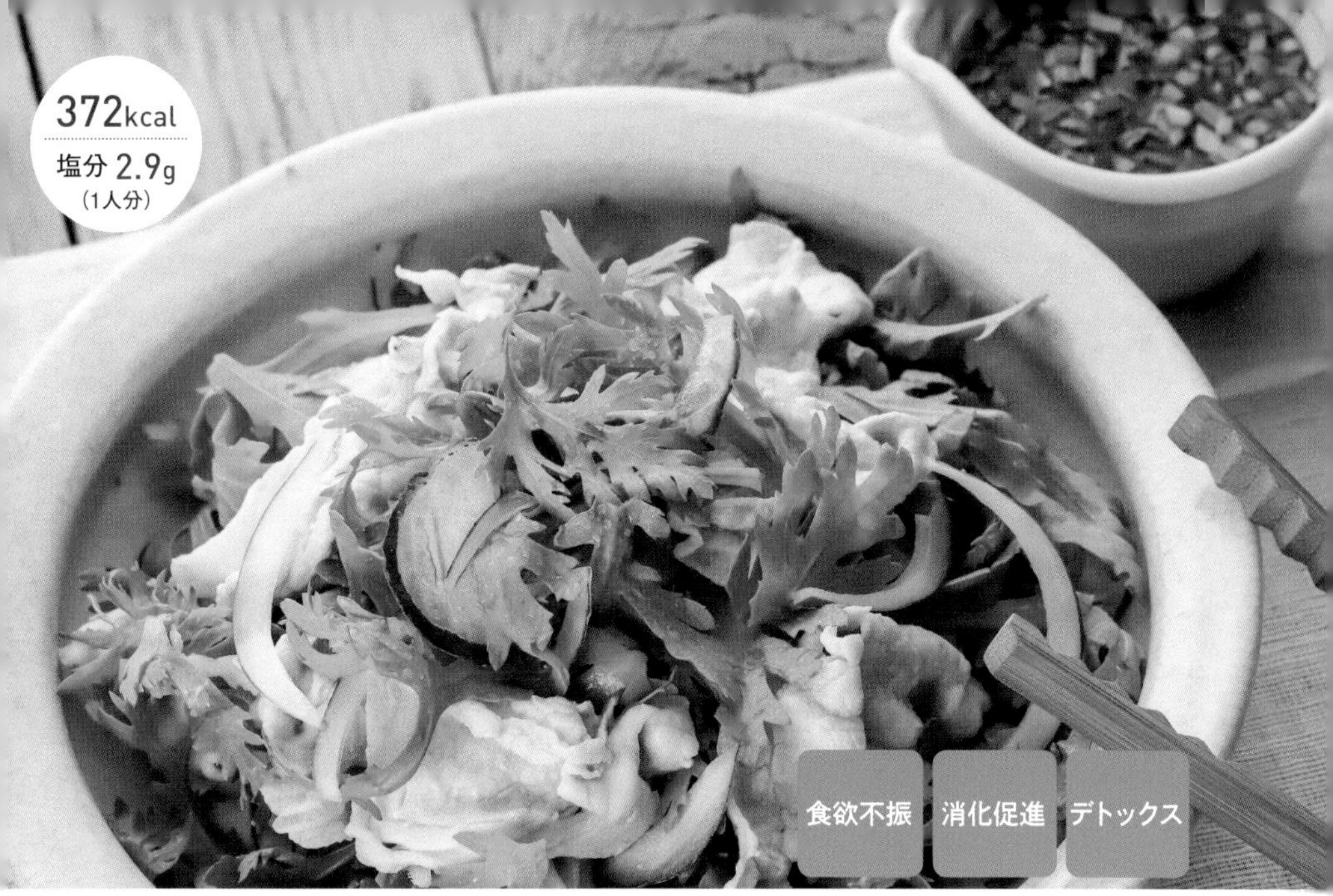
372kcal
塩分 2.9g
(1人分)
食欲不振
消化促進
デトックス

主菜 15

春菊の香り成分が食欲を増進する

# 爽やか！豚しゃぶと香味野菜 レモンにらじょうゆ

## 材料（2人分）

豚ロースライス肉……200g
紫玉ねぎ……1/2個
春菊……1/2束
にら……1/3束
Ⓐ
しょうゆ……大さじ2
レモン汁……大さじ2
砂糖……大さじ1
にんにく(すりおろし）……小さじ1/2
しょうが(すりおろし）……小さじ1/2
ごま油……小さじ1

## 作り方

❶豚肉は沸騰直前のお湯でさっと茹で、水にとって水気を切り、一口大に切る。
❷紫玉ねぎは薄切りにし水にさらし水気を切る。春菊は葉先をちぎる。
❸タレを作る。にらは5mmほどの幅のみじん切りにしⒶと混ぜ合わせる。
❹器に①と②を盛り、タレをかける。

**然の膳 Point** 内臓機能を高めるにらと、消化を助ける春菊、そして食欲不振に効果のある玉ねぎを一緒に摂ることで弱っていた胃腸が元気になる。

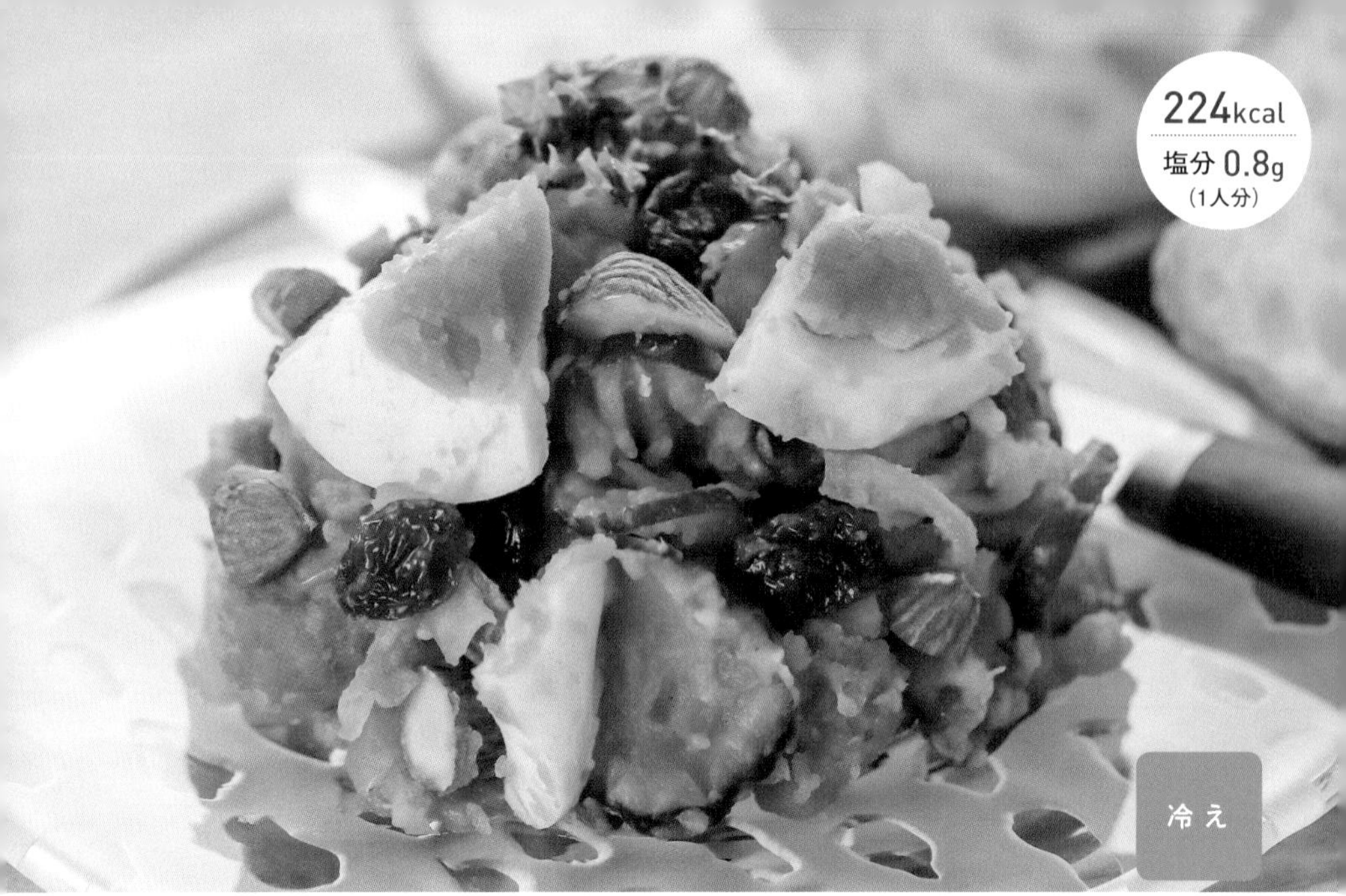

224kcal
塩分 0.8g
（1人分）

冷え

副菜 01

冷えを予防するサラダ

# デリ風かぼちゃの甘こうじサラダ

### 材料（2人分）

かぼちゃ……150g
卵（ゆでたまご）……1個
玉ねぎ……1/4個
きゅうり……1/2本
アーモンド……10g
レーズン……10g
Ⓐ
- 甘酒……大さじ1
- レモン汁……大さじ1/2
- 塩……小さじ1/3
- こしょう……適量
- オリーブ油……大さじ1

パセリ（乾燥）……適量

### 作り方

準備：かぼちゃは種を取り除いておく。卵はゆで卵にする。

❶かぼちゃは皮をむき、一口大に切り、耐熱ボウルに入れふんわりラップをかけ600wのレンジで5分程加熱する。

❷玉ねぎは薄切りにし水にさらし水気を切る。きゅうりは輪切りにし塩（分量外）を振り水気を絞る。

❸レンジからかぼちゃを取り出しフォークでつぶし、水気を切った玉ねぎ、粗く刻んだアーモンドとゆで卵、レーズン、Ⓐを加えてよく混ぜ合わせる。

❹器に盛り、パセリを振る。

然の膳 Point 体を温め、胃腸のはたらきを高めるかぼちゃと、同じ効果をもつ甘酒を組み合わせて冷えを予防。血行をよくするアーモンドで効果アップ。

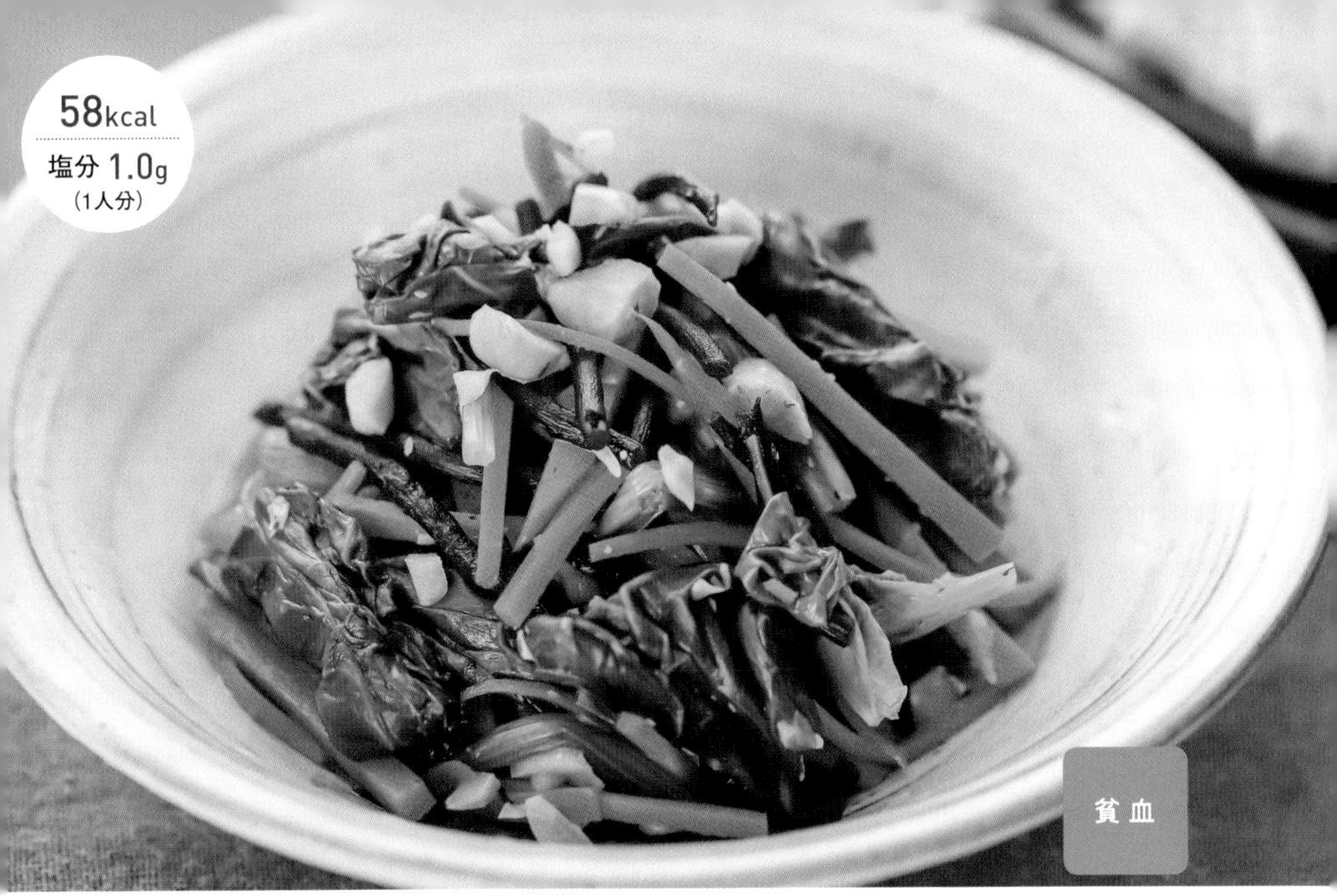

58kcal
塩分 1.0g
（1人分）

貧血

副菜 02

ほうれん草とひじきで貧血を予防する

# ほうれん草とひじきの黒糖酢ピーナツごろも和え

## 材料（2人分）

ほうれん草……1/2袋（100g）
にんじん……20g
乾燥ひじき……2g
しょうゆ……小さじ1
ピーナッツ……10g
Ⓐ 酢……大さじ1
Ⓐ 黒砂糖……小さじ1
Ⓐ しょうゆ……小さじ1

## 作り方

準備：ひじきは水につけ戻しておく

❶ほうれん草は熱湯でさっと茹で水にとり、3cmほどの長さに切る。
❷にんじんは3cmほどの長さの千切りにする。
❸鍋ににんじん、ひじき、しょうゆ、ひたひたの水を入れ5分ほど弱火で煮る。
❹③の汁気を切り、①、粗く刻んだピーナツと合わせⒶで調味する。

**然の膳 Point** 血を補う作用があるほうれん草とひじき、さらに血行を促進する黒砂糖も合わせて摂ることで、貧血の体に元気を与える。

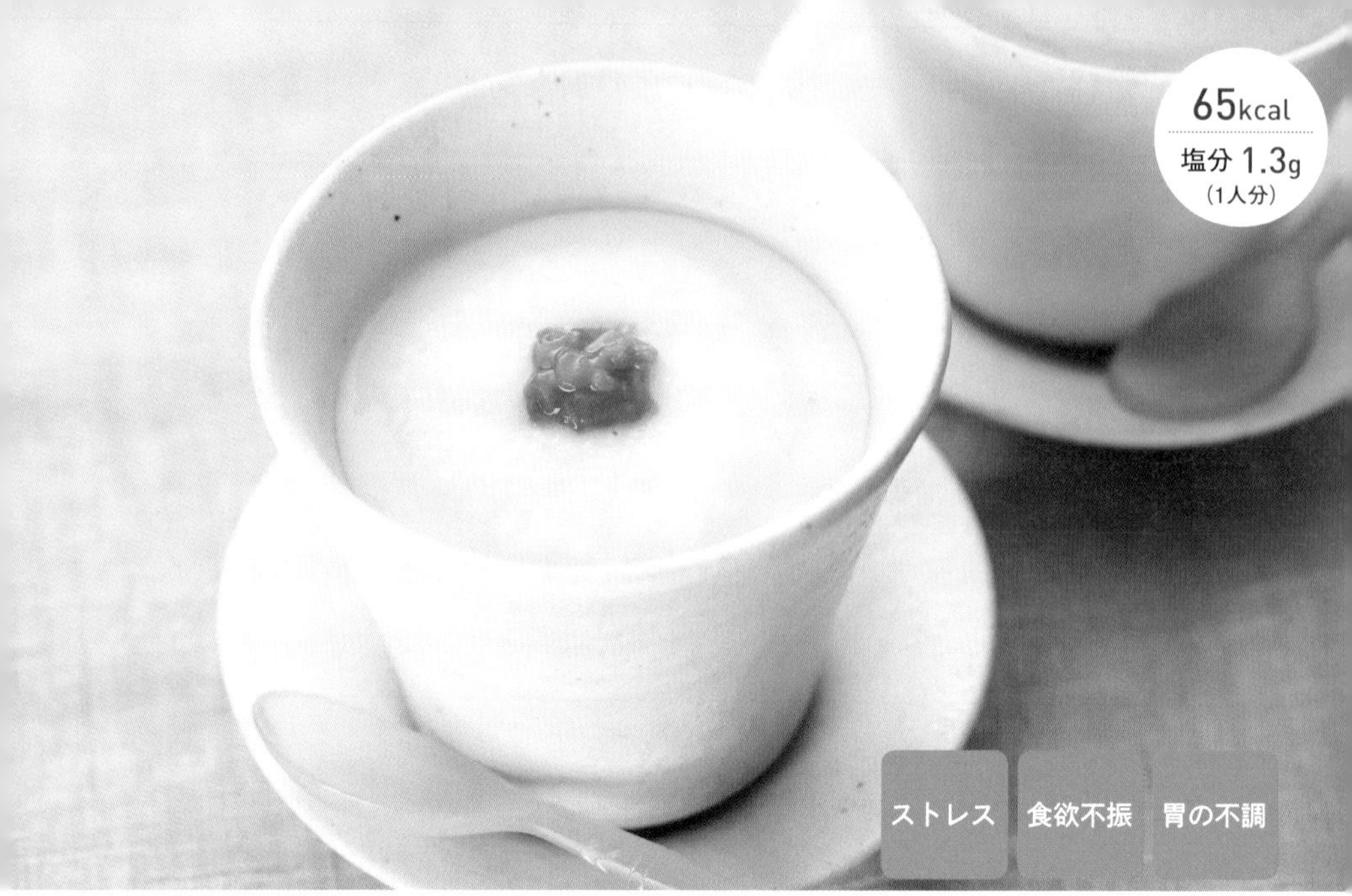
65kcal
塩分 1.3g
(1人分)
ストレス
食欲不振
胃の不調

副菜 03

茶碗蒸しに山芋＆梅をプラスして食欲回復

# 梅でさっぱり山芋茶碗蒸し

**材料（2人分）**

山芋（すりおろし）……50g
卵……1個
だし汁……150ml
塩……少々
梅干し……1個

**作り方**

準備：だし汁を準備する。だしパックや顆粒だしの素で作る場合は水150mlに対して小さじ1/2で作り、冷ましておく。梅干しは種を取り、叩き梅にする。

❶山芋はすりおろす。
❷ボウルに卵と冷めただし汁、塩を加えて調味し、泡立たないように混ぜザルでこす。
❸器に②を入れフタをする（フタがない場合はアルミでフタをする）。
❹蒸気の立った蒸し器に③を入れ、強火で3分、その後弱火で10分ほど蒸す。竹串を刺して透明な汁が出たらすぐに取り出す。
※フライパンでの蒸し方。器の半分くらいの深さまでお湯を入れ、フタをした茶碗蒸しをフライパンにのせ、フタをして強火3分、弱火で10分ほど蒸す。
❺最後にすりおろした山芋と梅をのせる。

**然の膳 Point** いつもの茶碗蒸しに、消化を促進する山芋と梅を加えることで、胃腸にやさしい一品へ。

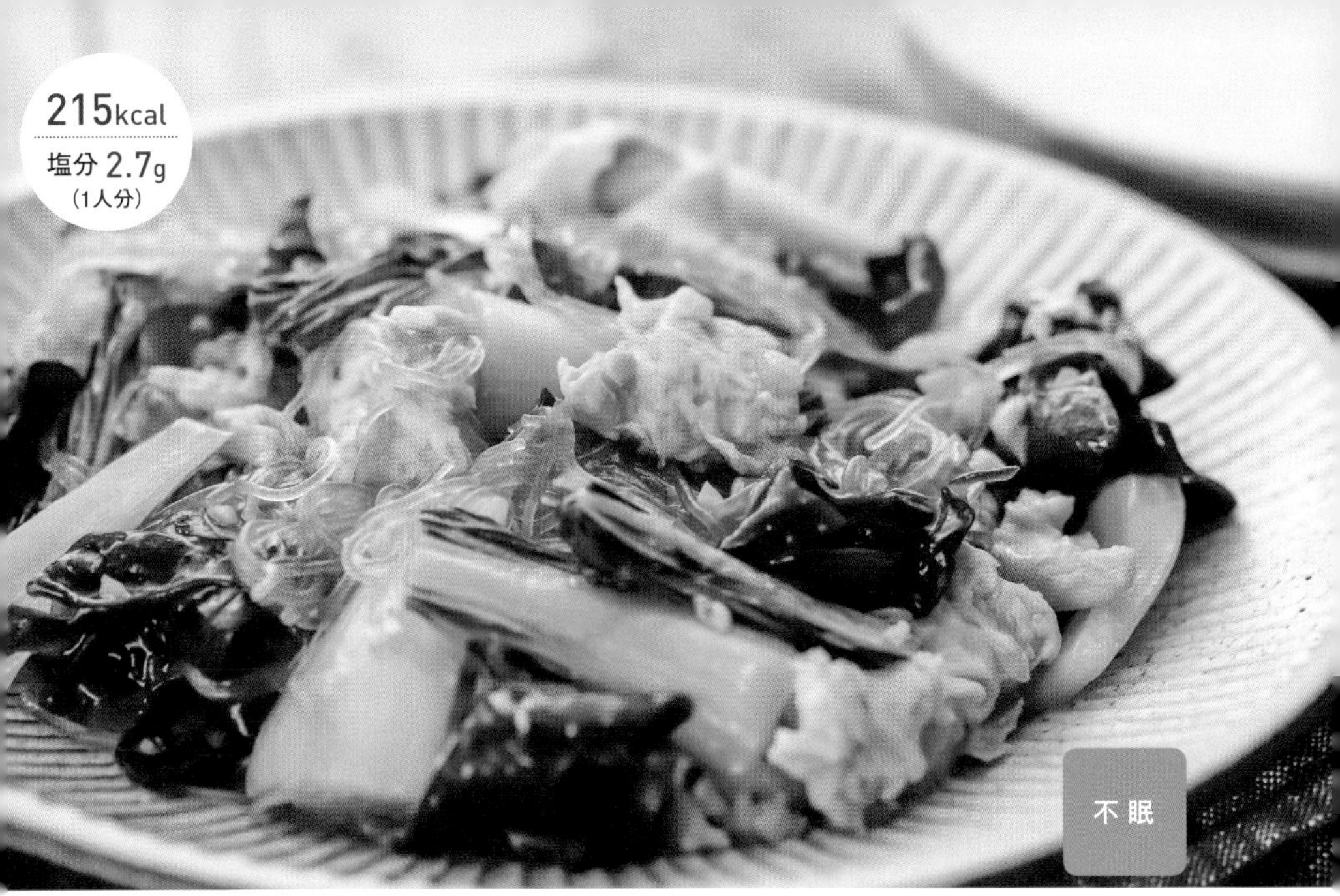

215kcal
塩分 2.7g
（1人分）

不眠

副菜 04

チンゲン菜でイライラを鎮めて深い眠りに

# 卵とチンゲン菜のオイスターチャプチャ

**材料（2人分）**

卵……2個
チンゲン菜……1/2袋（100g）
にんにく……1片
きくらげ……5g
ごま油……大さじ1
Ⓐ 水……200ml
Ⓐ オイスターソース……大さじ1
Ⓐ しょうゆ……小さじ1
Ⓐ 鶏ガラスープの素……小さじ1
緑豆春雨……30g
片栗粉……小さじ1
水……小さじ2

**作り方**

準備：卵は溶きほぐす。きくらげは水に浸し戻しておく。春雨は食べやすい長さに切っておく。

❶チンゲン菜は5cmほどの長さに切る。にんにくはみじん切りにする。きくらげは食べやすい大きさに切る。
❷フライパンにごま油大さじ1/2入れ、溶き卵を加えふんわりと炒め取り出す。
❸同じフライパンにごま油大さじ1/2、にんにくを入れ香りが立ったら、チンゲン菜、きくらげを加え炒める。
❹③にⒶを入れ煮立ったら春雨を加え2分ほど煮る。
❺④に水小さじ2でといた片栗粉を加え、とろみをつけ②を戻す。

**然の膳 Point** イライラを鎮める効果のあるチンゲン菜に、血のめぐりを改善するきくらげと卵を加えることで、リラックスしやすい心身をつくる。

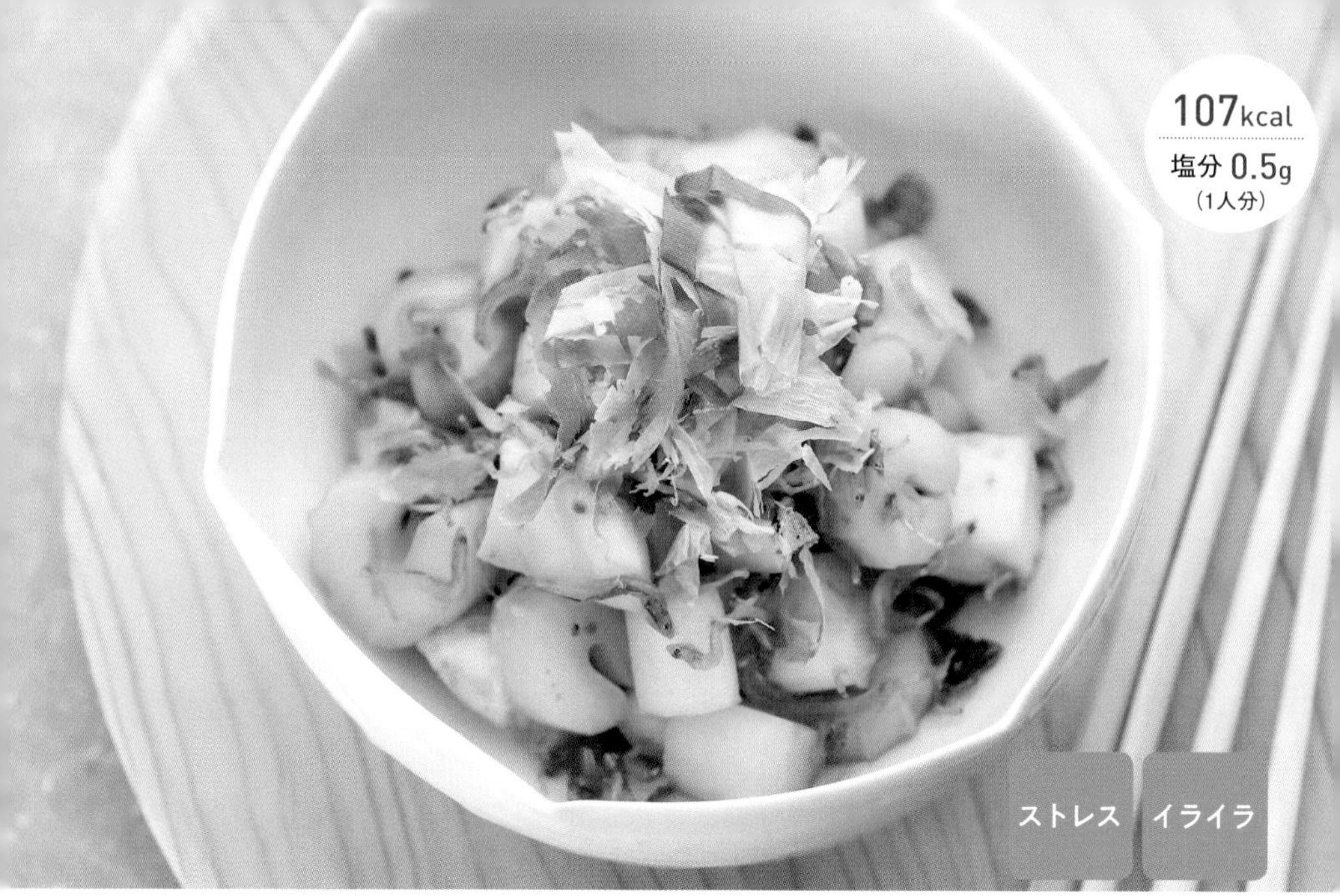

107kcal
塩分 0.5g
（1人分）

ストレス　イライラ

副菜 05

セロリの独特な香りでストレスを解消する

# セロリとチーズのちりめん山椒和え

**材料（2人分）**

セロリ……1本（100g）
モッツァレラチーズ……50g
ちりめん山椒……10g
オリーブオイル……小さじ1
かつお節……1/2袋

**作り方**

❶セロリとモッツァレラチーズは食べやすい大きさに切る。
❷ちりめん山椒、オリーブオイルで和える。
❸器に盛り、かつお節をかける。

**然の膳 Point** イライラ防止に効果のあるチーズとちりめんに、リラックス効果のあるセロリの香りをプラス。山椒には胃腸を温めて心を落ち着かせる効果も。

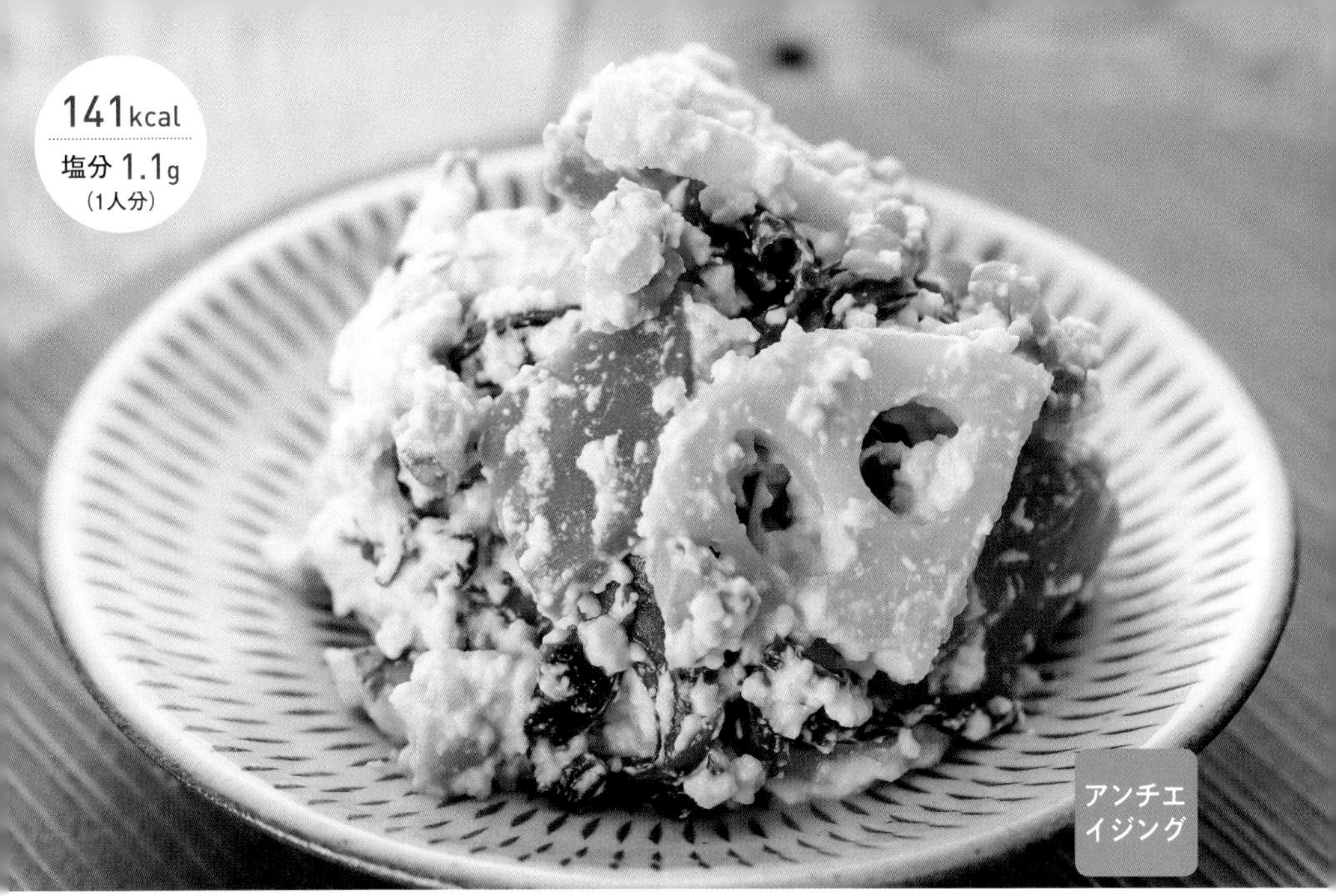

141kcal
塩分 1.1g
(1人分)

アンチエイジング

副菜 06

アンチエイジング食材をたっぷり混ぜ込んだ白和え

# 水切り不要! れんこんとわかめの旨味ナッツ白和え

**材料(2人分)**

木綿豆腐……1/2丁
乾燥わかめ……5g
にんじん……1/4本(50g)
れんこん……1/4本(50g)
くるみ……20g
Ⓐ しょうゆ……大さじ1/2
Ⓐ 砂糖……大さじ1/2

**作り方**

❶木綿豆腐をボウルに入れ泡立て器でしっかり滑らかになるまで混ぜる。乾燥わかめを入れ10分以上おく。
❷にんじん、れんこんは皮をむき3~4mmの厚さのいちょう切りし下茹でをする。くるみはフライパンで空炒りし粗く切る。
❸①に②とⒶを加え混ぜ合わせる。

**然の膳 Point** 体に潤いをもたらし、アンチエイジングできる豆腐とれんこん。さらに東洋医学では老化により腎が弱くなるため、腎を補うくるみを合わせる。

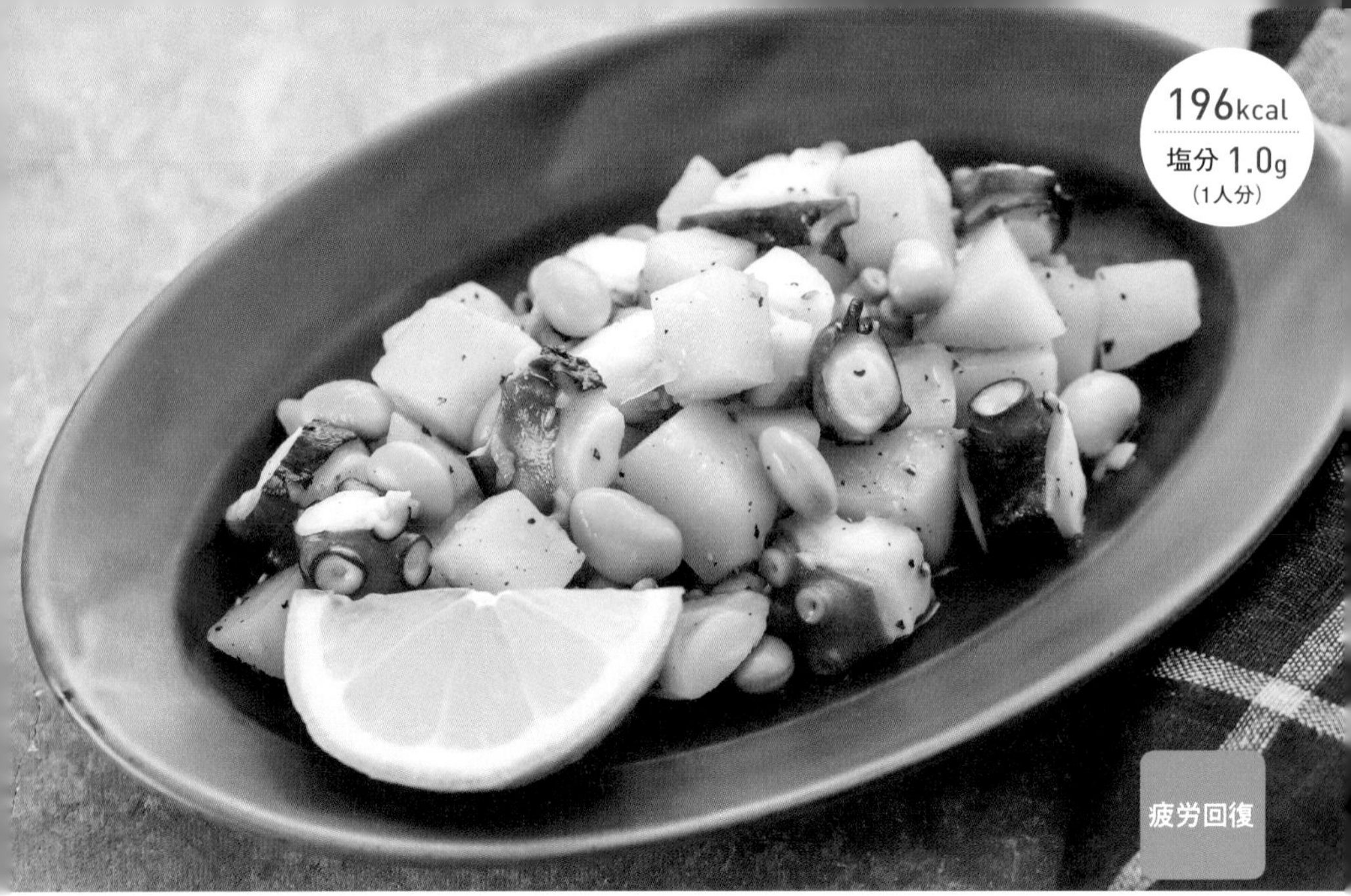


副菜 07

疲れた体を癒してくれるのは枝豆とたこ

# 枝豆とたことじゃがいものガーリックペッパーサラダ

## 材料(2人分)

たこ……100g
じゃがいも……大1個(150g)
むき枝豆……50g
にんにく……1片
オリーブオイル……大さじ1
酒……大さじ1
塩……小さじ1/3
黒こしょう……適量
レモン……1/2個

## 作り方

❶たこは1cmほどの厚さ、じゃがいもは1cm角切りにする。にんにくはみじん切りにする。
❷フライパンにオリーブオイル、にんにく、じゃがいもを入れ炒め、酒を振りフタをして2分ほど弱火で蒸し焼きにする。
❸②にたことむき枝豆を加え、塩、黒こしょうで調味する。
❹器に盛り、レモンを絞る。

**然の膳 Point** 血の材料となる枝豆とたこを一緒に摂ることで疲労回復につなげる。レモンを絞れば、酸味と香りが疲労からくるストレスをやわらげる。

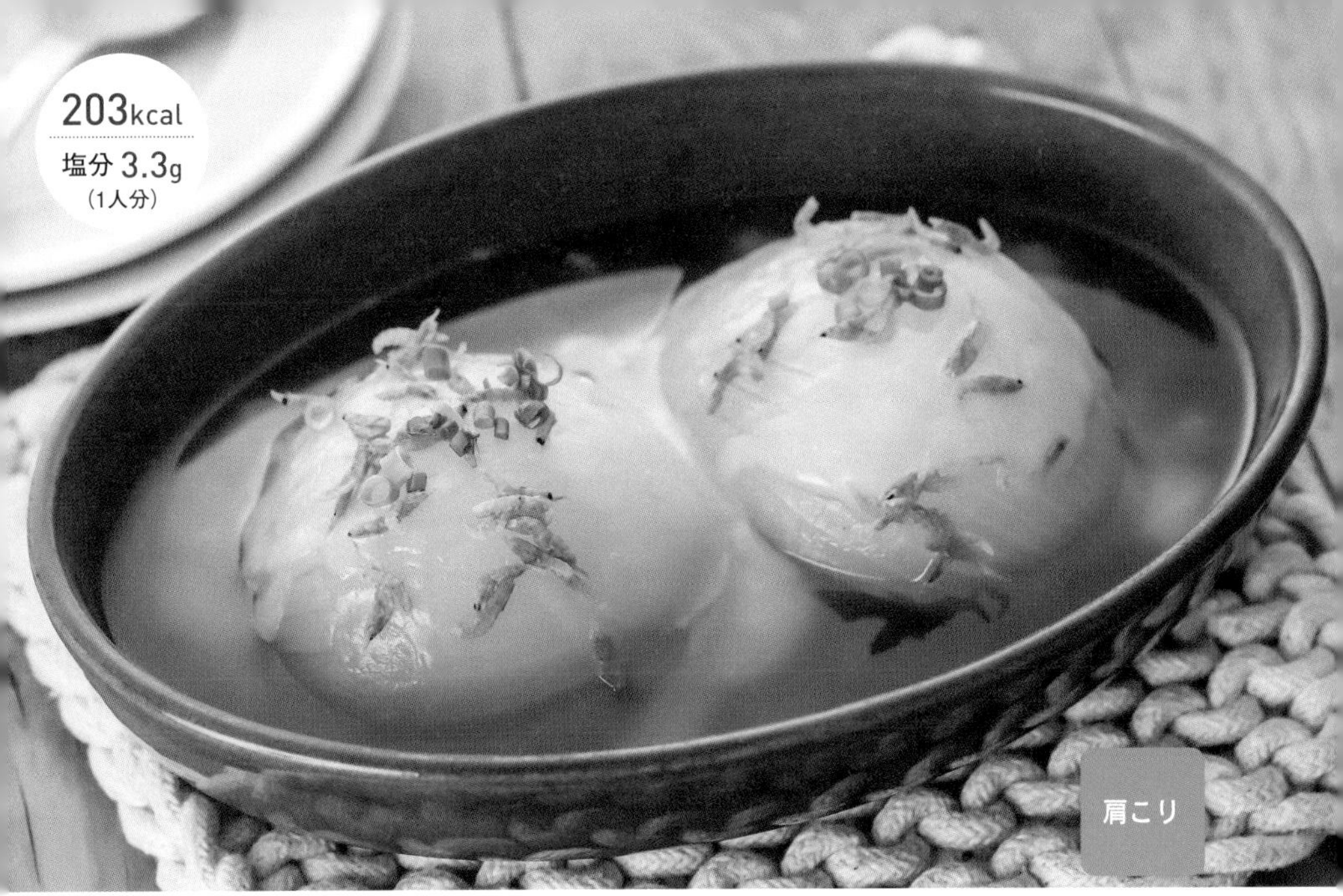


副菜 08

血液サラサラ＆筋肉ほぐしでこりをやわらげる

# 丸ごと玉ねぎの和風オニオングラタン風

## 材料（2人分）

玉ねぎ……2個
Ⓐ
- 干しえび……5g
- だし汁……600ml
- しょうゆ……大さじ2
- みりん……大さじ1

塩……適量
こしょう……適量
ミックスチーズ……40g
万能ねぎ……1/4束

## 作り方

❶玉ねぎは根元をつけたまま半分に切る。
❷鍋に①、Ⓐを入れ沸騰まで強火、その後弱火にしてフタをして20分ほど煮て、塩、こしょうを振る。
❸耐熱容器に玉ねぎを入れ、スープは玉ねぎの半分を目安に注ぎミックスチーズをのせトースターで焼き色がつくまで焼く。
❹取り出して小口に切った万能ねぎを散らす。

**然の膳 Point** 体を温め血行を促進し、筋肉の緊張をやわらげる玉ねぎを、まるごと食べる。玉ねぎの辛み成分には、痛みを発散する効果もある。

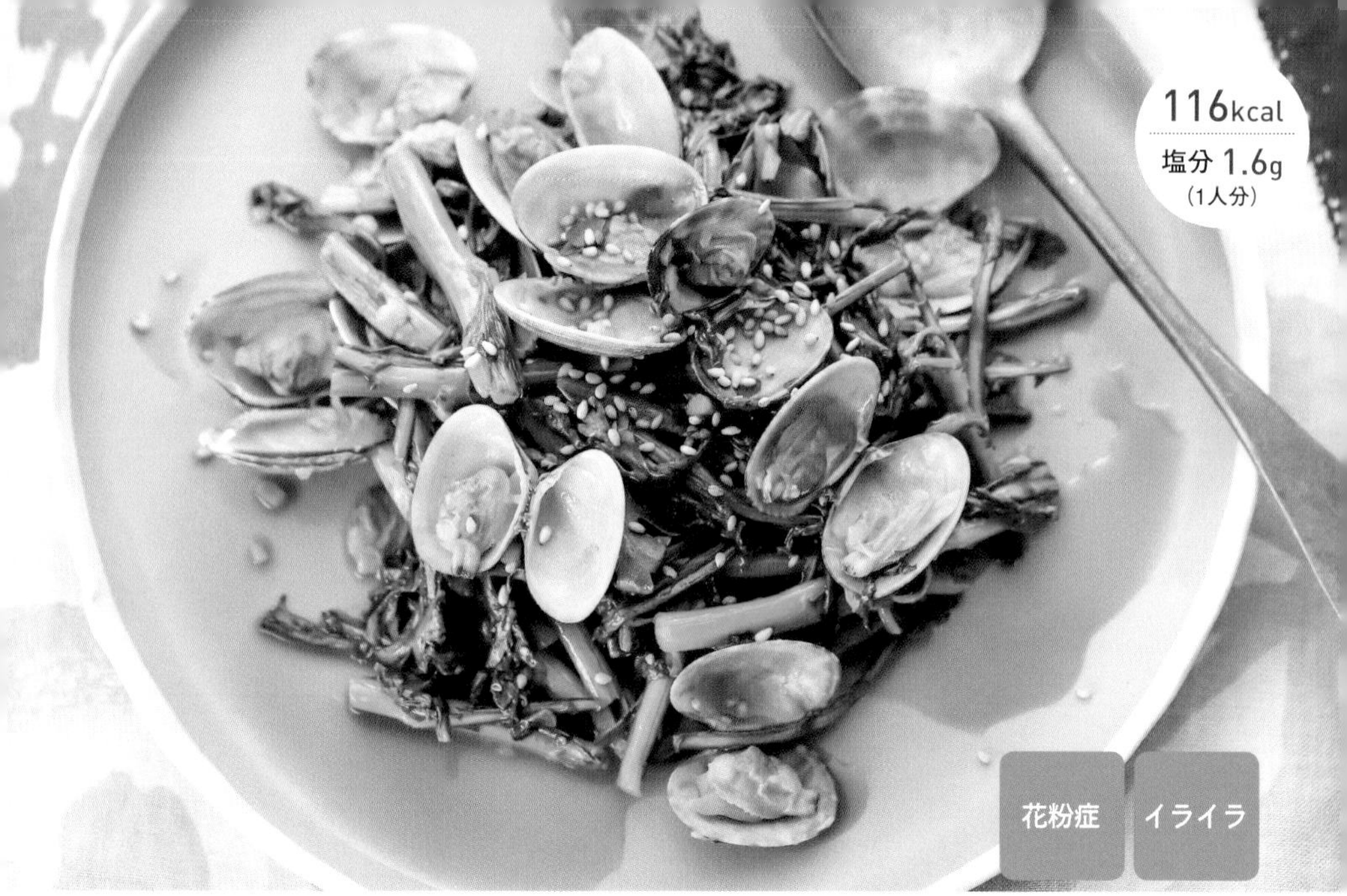

116kcal
塩分 1.6g
（1人分）

花粉症　イライラ

副菜 09

皮膚粘膜を整えて花粉症を抑える

# 春菊とあさりのガーリックバター炒め

## 材料（2人分）

春菊……1/2束（100g）
にんにく……1片
バター……5g
あさり（殻付き）……100g
酒……大さじ1
しょうゆ……小さじ1/2
白ごま……小さじ1

## 作り方

❶春菊は食べやすい5cmほどの長さに、にんにくはみじん切りにする。
❷フライパンにバター、にんにくを入れ弱火にかけ、香りが立ったらあさり、酒を加えてフタをし、あさりの殻が開くまで蒸し煮にする。
❸フタを開け、春菊を加え、しょうゆで味を調え白ごまを振る。

**然の膳 Point** 皮膚粘膜を整える春菊と水の代謝を促すあさりの効果で、花粉症の症状をやわらげる。また、バターで炒めて皮膚や粘膜に潤いを与える。

140kcal
塩分 1.3g
(1人分)

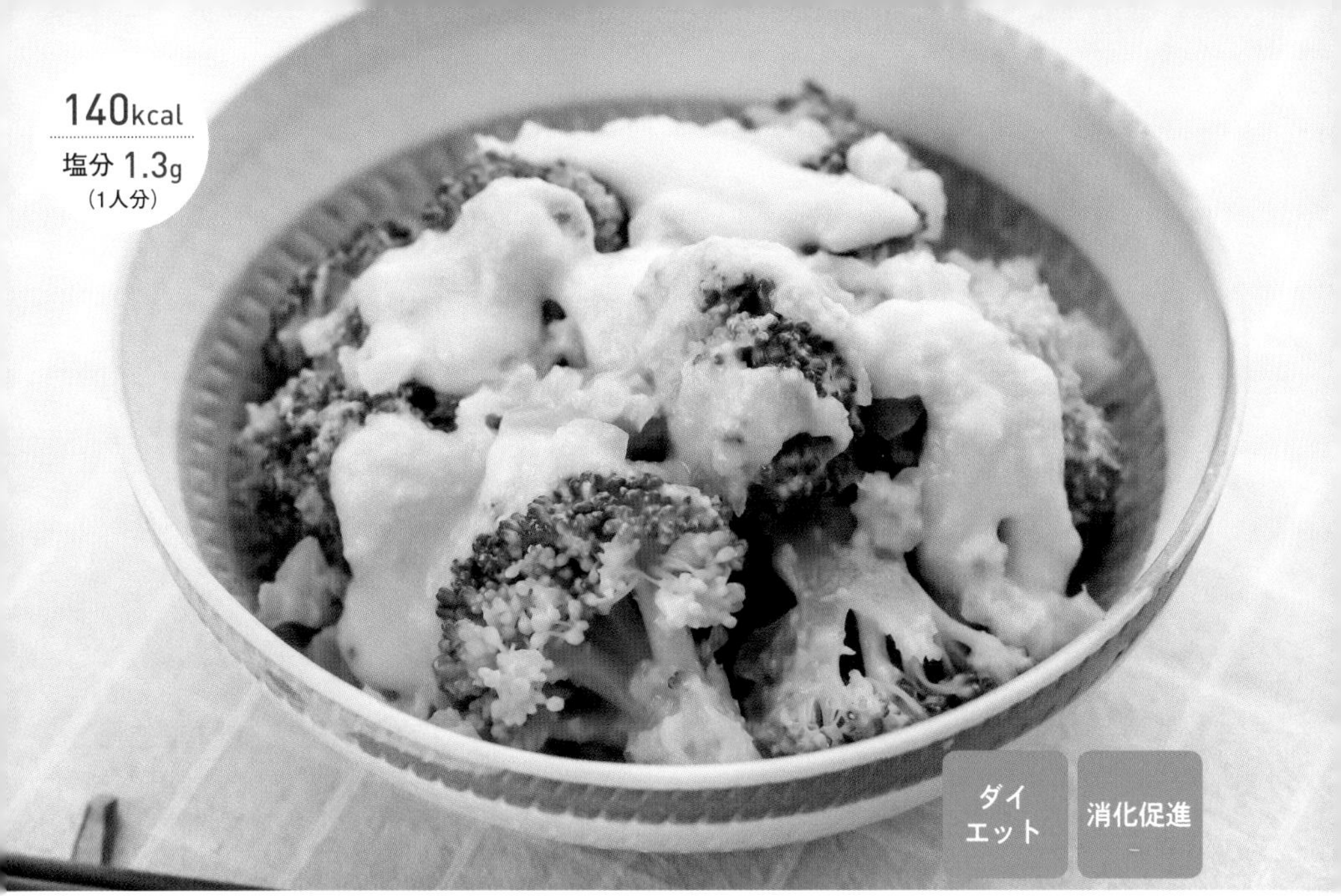


副菜 10

胃腸を整える食材がかける薬膳でさらに効果アップ

# ブロッコリーとラッキョウのかける薬膳 大根とキャベツのしょうが風味ドレサラダ

## 材料（2人分）

甘酢ラッキョウ……30g
ブロッコリー……100g
カレー粉……2g
大根とキャベツの
しょうが風味ドレッシング（P43）
……適量

## 作り方

❶ラッキョウはみじん切りにする。
❷鍋にお湯を沸かし（500ml程度）、カレー粉を入れ、ブロッコリーをボイルする。
❸ボウルに①、②と大根とキャベツのしょうが風味ドレッシングを入れて和える。

**然の膳 Point** 胃のはたらきを助けるキャベツと、体を温め発汗を促すラッキョウを組み合わせて、胃もたれ、胃痛、消化不良を改善する。

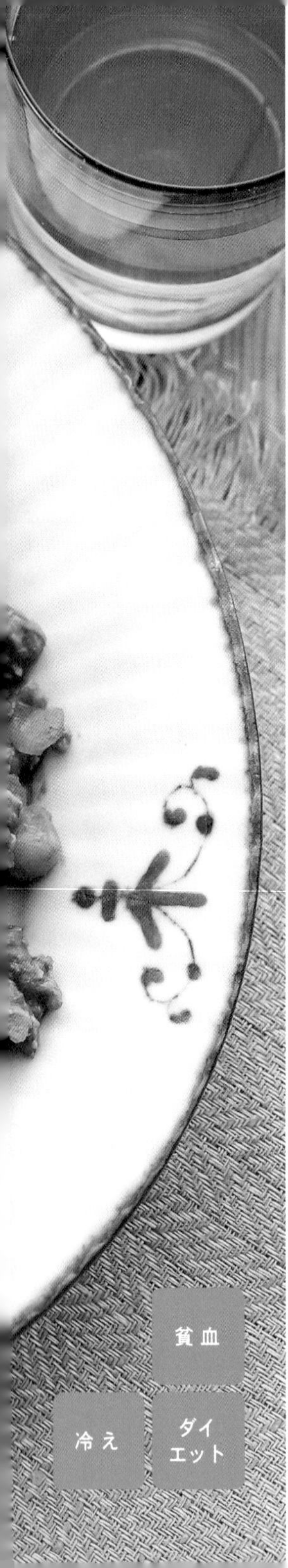


貧血予防の食材をスパイスと
組み合わせて上手に摂る

# ひよこ豆とほうれん草のキーマカレー

一品もの
01

## 材料（2人分）

玉ねぎ……1/4個(50g)
にんにく……1片
しょうが……1/2片
ほうれん草……2株
米油……大さじ1/2
豚ひき肉……150g

Ⓐ
- トマト缶(カット）……150g
- カレー粉……小さじ2
- チリパウダー……小さじ1
- 塩……小さじ1/3

ひよこ豆(水煮，汁気を切る）……80g
玄米ごはん……320g

## 作り方

❶玉ねぎ、にんにく、しょうがをみじん切りにする。
❷ほうれん草は根元を落として3cmの長さに切る。
❸フライパンに米油を入れて弱～中火で熱し、①を加えて3分ほど炒める。豚ひき肉を加え、ほぐしながら炒め合わせる。
❹肉の色が変わったらⒶを加え、汁気を飛ばしながら煮込む。汁気が少なくなり、とろみがついたらひよこ豆とほうれん草を加えてさっと煮る。
❺器に玄米ごはんを盛り、④をかける。

然の膳Point 血の材料となる鉄分を多く含むひよこ豆は、貧血予防に効果的。ほうれん草との組み合わせで、その効果はさらに高まる。

580kcal
塩分 1.1g
(1人分)

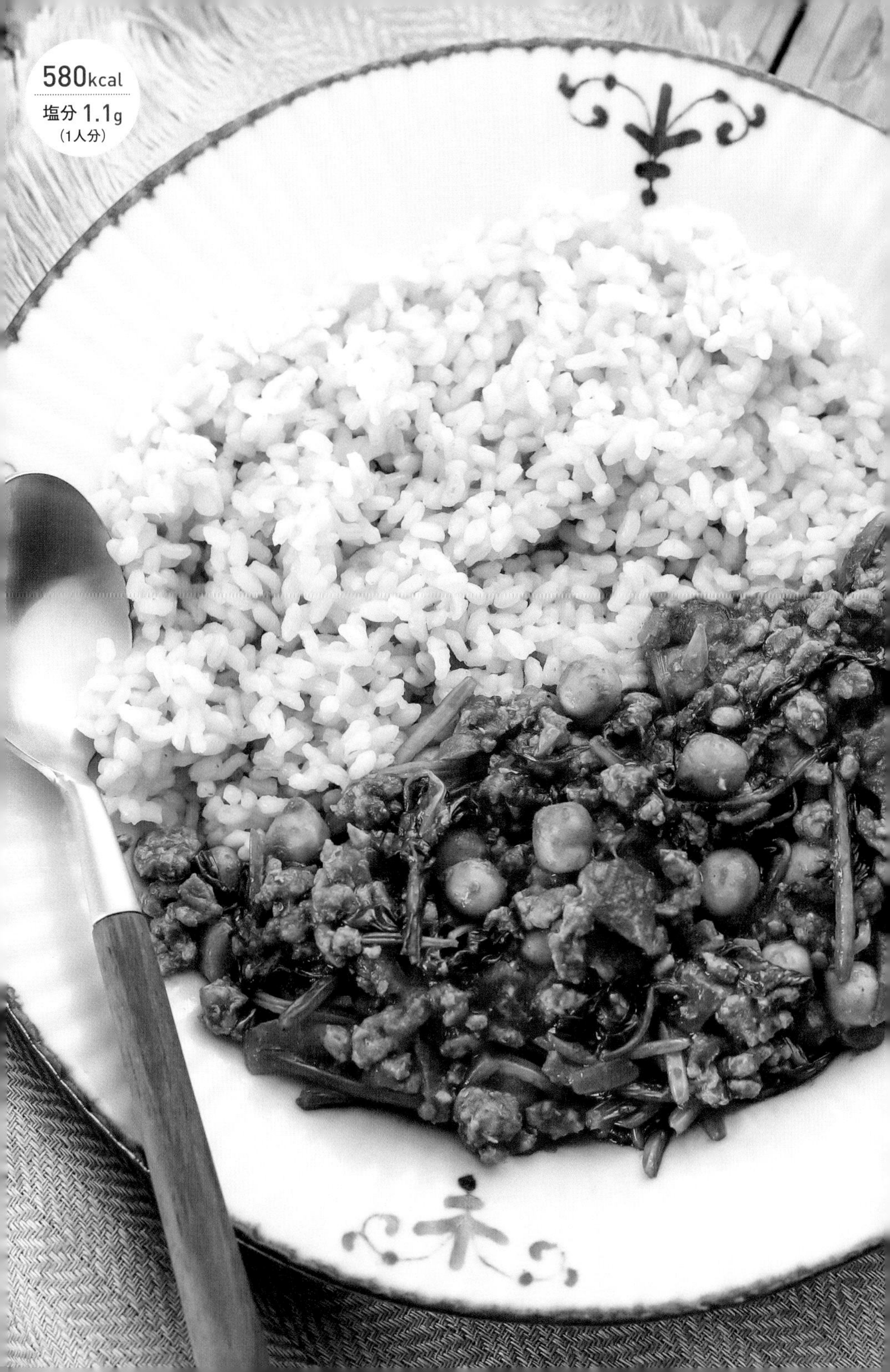

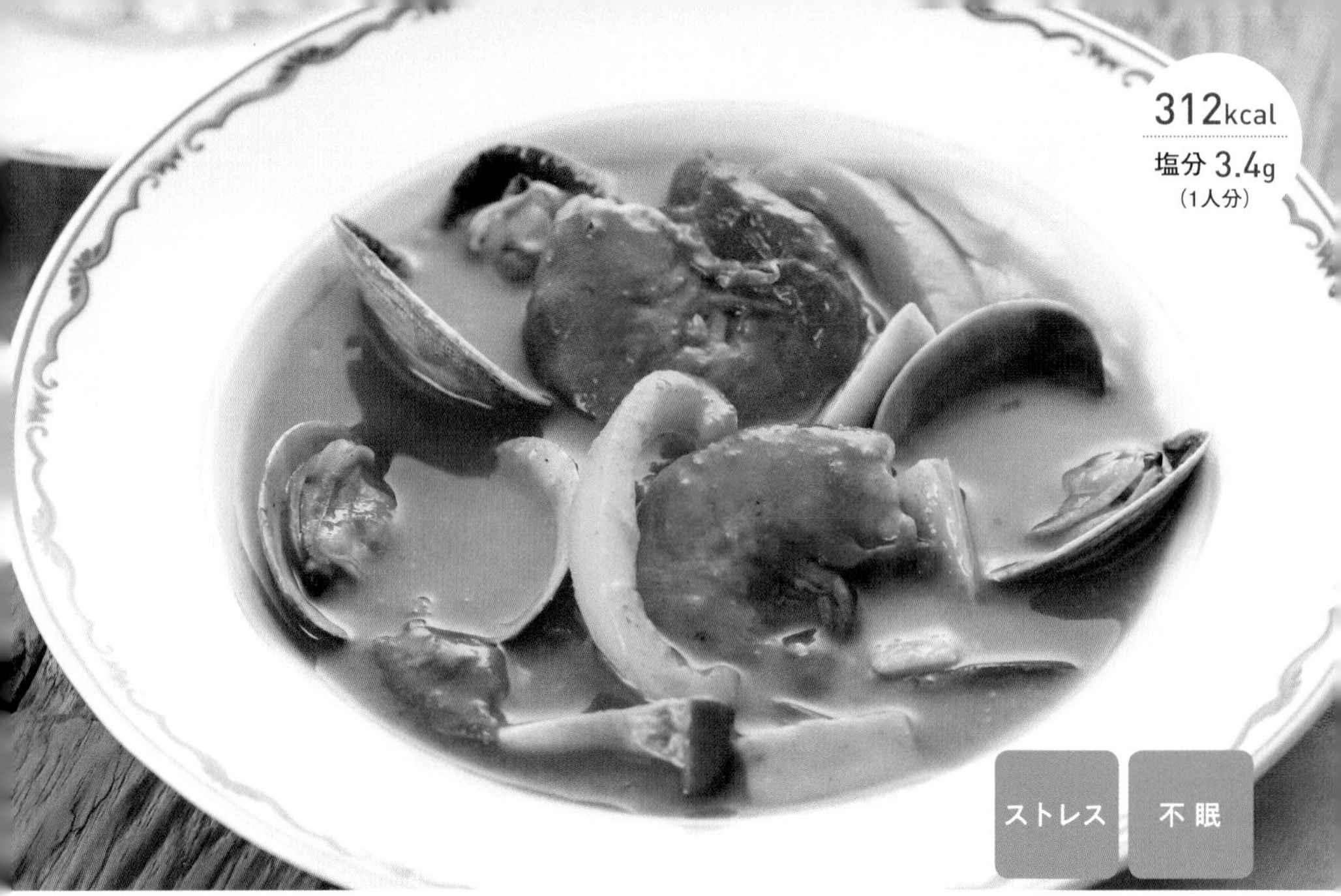


一品もの 02

心スッキリ野菜で作るストレス解消カレー

# シーフードと気巡り野菜のカレーライス

## 材料（2人分）

玉ねぎ……1/6個（30g）
セロリ……1/3本
黄パプリカ……1/4個
エリンギ……1本
トマト……1個
オリーブオイル……大さじ1
薄力粉……大さじ1
カレー粉……大さじ1
Ⓐ
- 水……300ml
- コンソメ……小さじ2
- はちみつ……大さじ1/2
- 塩……小さじ1/2
- こしょう……少々

えび（殻付き，背わたを取る）……4個
あさり（殻付き，砂抜きする）……100g
ごはん……320g

## 作り方

❶玉ねぎは薄切りにする。セロリは斜め切りにする。パプリカは細切りにする。エリンギは縦・横半分に切る。
❷トマトは一口大に切る。
❸フライパンにオリーブオイルを入れて中火で熱し、①を炒める。薄力粉、カレー粉を加え、粉っぽさがなくなるまで炒める。Ⓐ、②を加えてひと煮立ちさせ、えび、あさりを加えてフタをし、5分ほど煮込む。
❹器にごはん、③を分けて盛る。

**然の膳 Point** セロリ、玉ねぎ、パプリカなど香りの高い野菜には、滞った気をめぐらせる作用があり、ストレスやイライラに効果的。

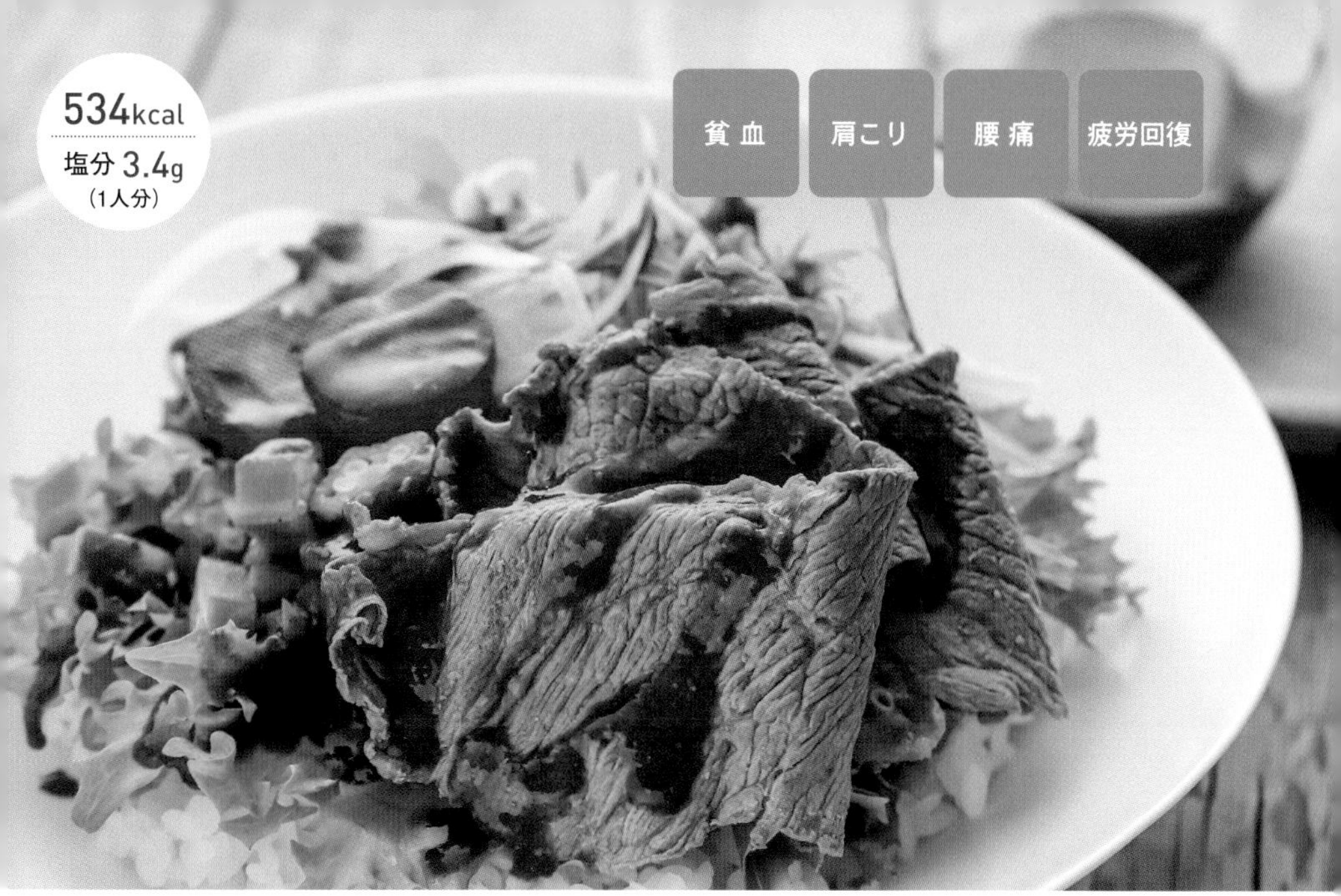

534kcal
塩分 3.4g
(1人分)

貧血　肩こり　腰痛　疲労回復

一品もの 03

甘辛ダレの牛肉で体の中から元気にする

# 牛しゃぶのサラダビビンバ丼

**材料（2人分）**

フリルレタス……50g
水菜……40g
ミニトマト……2個
玉ねぎ……50g
牛肩ロース（薄切り）……120g
オクラ……6本
Ⓐ
- コチュジャン……大さじ2
- きび砂糖……小さじ1
- しょうゆ……大さじ2
- 白すりごま……大さじ1
- ごま油……大さじ1

ごはん……400g

**作り方**

❶フリルレタスは食べやすい大きさにちぎる。
❷水菜は4cmの長さに切る。ミニトマトはヘタを取り半分に切る。玉ねぎは薄いスライスにして水にさらし、水気を絞る。
❸牛肉は沸騰した湯でさっと茹でてザルにあげ、水気を切る。オクラも沸騰した湯で2分ほど茹でてザルにあげ、水気を切って輪切りにする。
❹Ⓐを混ぜ合わせる。
❺器にごはんを盛り、①をのせる。その上に②、③をのせ、④をかける。

**然の膳 Point** 滋養強壮食材である牛肉は、疲労回復の効果が高く、体の中から元気にする。コチュジャンベースの甘辛味と相性もよく、ごはんが進む。

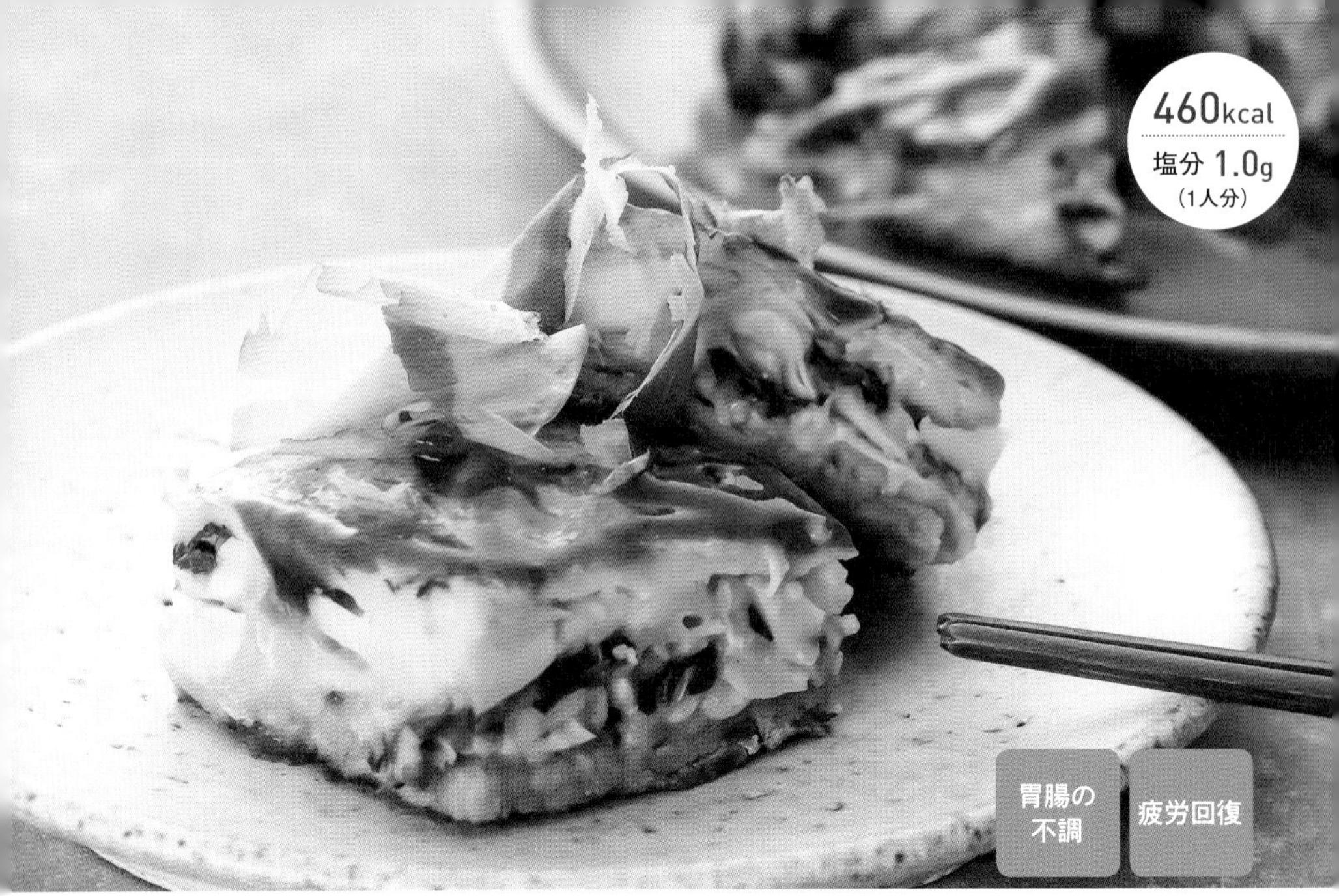

460kcal
塩分 1.0g
（1人分）

胃腸の不調
疲労回復

一品もの 04

胃腸にやさしい野菜をたっぷり使い、消化吸収を助ける

# 山芋とモロヘイヤのふわふわお好み焼き

### 材料（2人分）

モロヘイヤ（葉）……40g
キャベツ……200g
豚こま肉……100g
薄力粉……80g
卵……2個
山芋（すりおろし）……160g
しょうゆ……小さじ1
米油……大さじ1
ソース……適量
かつお節……適量

### 作り方

❶モロヘイヤの葉を沸騰した湯でさっと茹でて冷水にとり、水気を切ってざく切りにする。キャベツは太めの千切りにする。
❷ボウルに薄力粉、卵、すりおろした山芋、しょうゆを入れ、空気を含ませながら混ぜ合わせる。
❸①を加えてさっくり混ぜ合わせる。
❹フライパンに米油を入れて中火で熱し、③の半量を流し入れ、3分ほど焼く。豚肉を1枚ずつ上に広げながら乗せて裏返し、フタをして5分ほど焼く。同様にもう一枚作る。
❻器に盛り、ソース、かつお節をかける。

然の膳 Point 胃腸のはたらきを改善し、疲労回復にも効果的な山芋、モロヘイヤをたっぷり使ったお好み焼き。山芋を加えることでふわふわの食感になる。

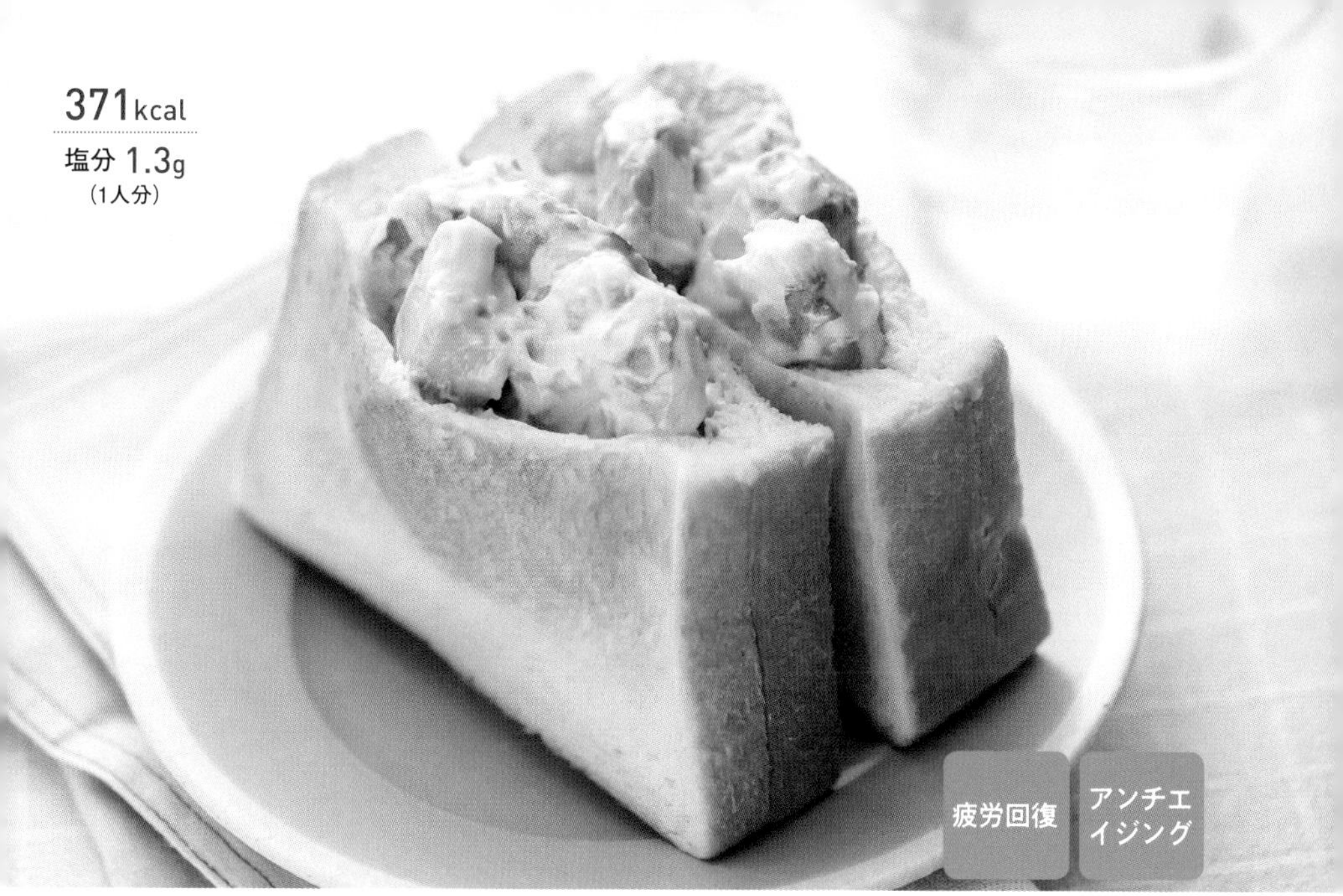

371kcal
塩分 1.3g
（1人分）

疲労回復　アンチエイジング

一品もの 05

お弁当にもピッタリのアンチエイジングサンド

# えびとアボカドのクリーミーポケットサンド

**材料（2人分）**

アボカド……1個
Ⓐ
- クリームチーズ……60g
- はちみつ……小さじ2
- レモン果汁……小さじ1
- 塩……少々

ボイルえび……12個
食パン(4枚切り）……2枚

**作り方**

❶アボカドは一口大に切る。
❷ボウルにⒶを入れて混ぜ合わせ、①、えびを加えて和える。
❸食パンをトーストする。半分に切り、断面から切込みを入れてポケット状に開く。中に②の具材をつめる。

然の膳 Point　老化により弱くなる腎を補うえびと、抗酸化作用のあるアボカドを組み合わせることでアンチエイジング効果が高まる。

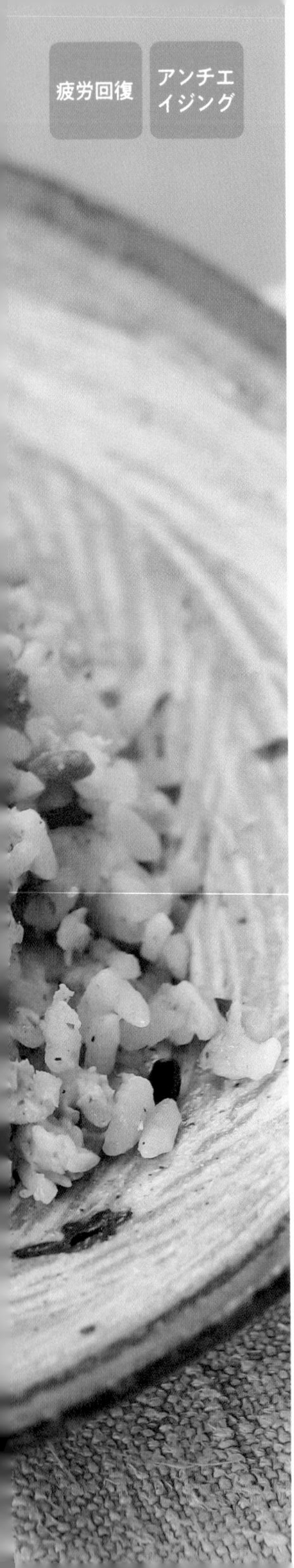

疲労回復　アンチエイジング

いつものチャーハンに
プラス黒豆で老化予防

# 黒豆茶の和風チャーハン

一品もの
06

## 材料（2人分）

干ししいたけ……3g
玉ねぎ……30g（正味）
にんじん……30g（正味）
ごはん……500g
卵……2個
かつお粉……4g
鶏がらスープの素……4g
シナモン
……少々（あればお好みで）
塩こしょう……少々
オイスターソース……2g
鶏ひき肉……50g
黒豆茶……3g
油……大さじ1

## 作り方

❶干ししいたけを水で戻し、粗みじんにする。玉ねぎ・にんじんは粗みじん切りにする。
❷ボウルにごはんと卵、かつお粉、鶏がらスープの素、シナモン、塩こしょう、オイスターソースを入れ混ぜ合わせる。
❸フライパンに油を入れて中火で熱し、鶏肉、にんじん、玉ねぎ、しいたけの順番に炒める。
❹③の中に②のごはんを入れて、しっかり炒める。
❺器に盛り、黒豆茶をトッピングする。

然の膳 Point　しいたけ・鶏肉・かつお粉は疲労回復に、黒豆やオイスターはむくみを改善し、肌に潤いを与える。シナモンを加えることでイライラ解消にも。

662kcal
塩分 1.3g
（1人分）

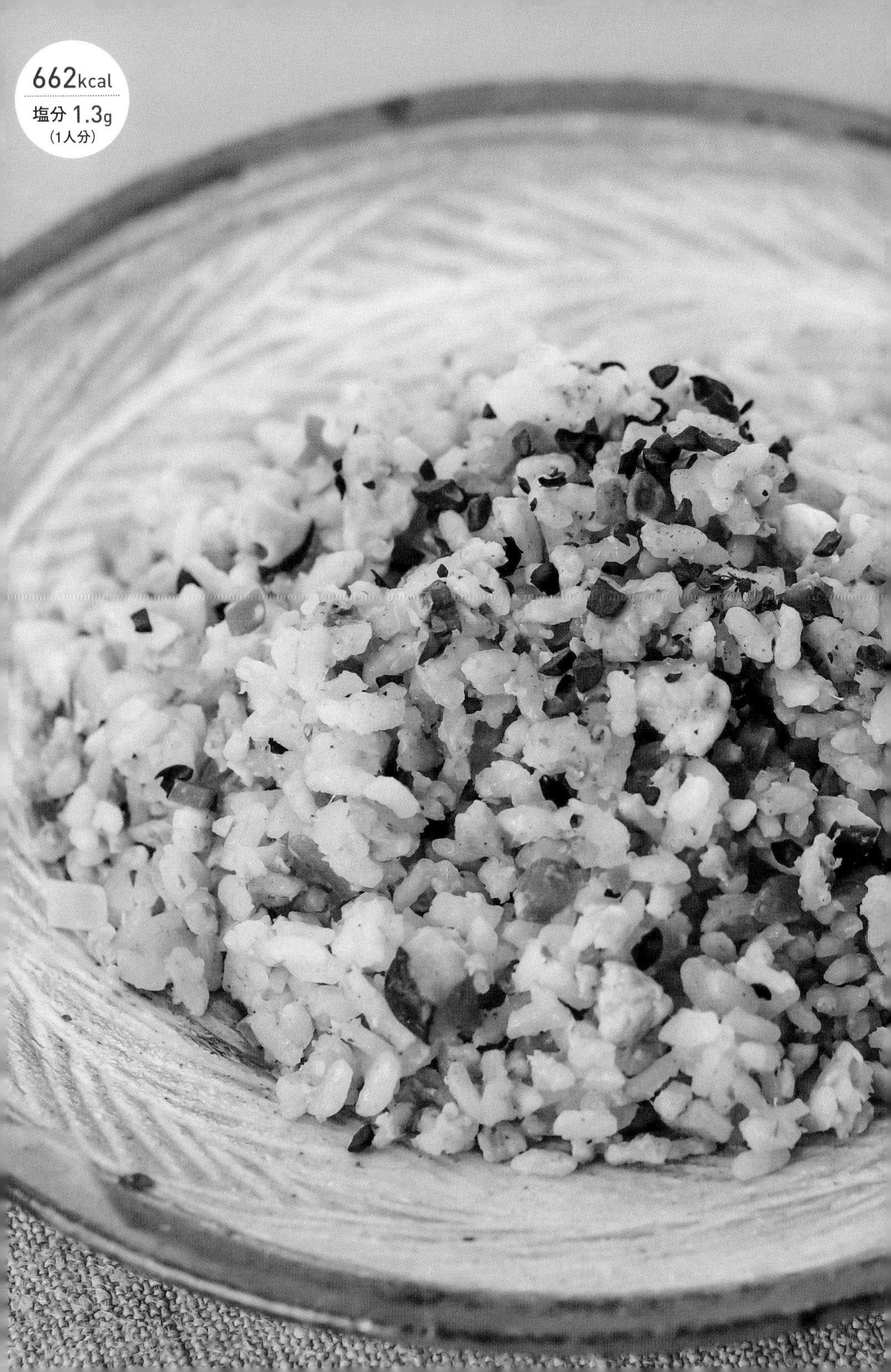

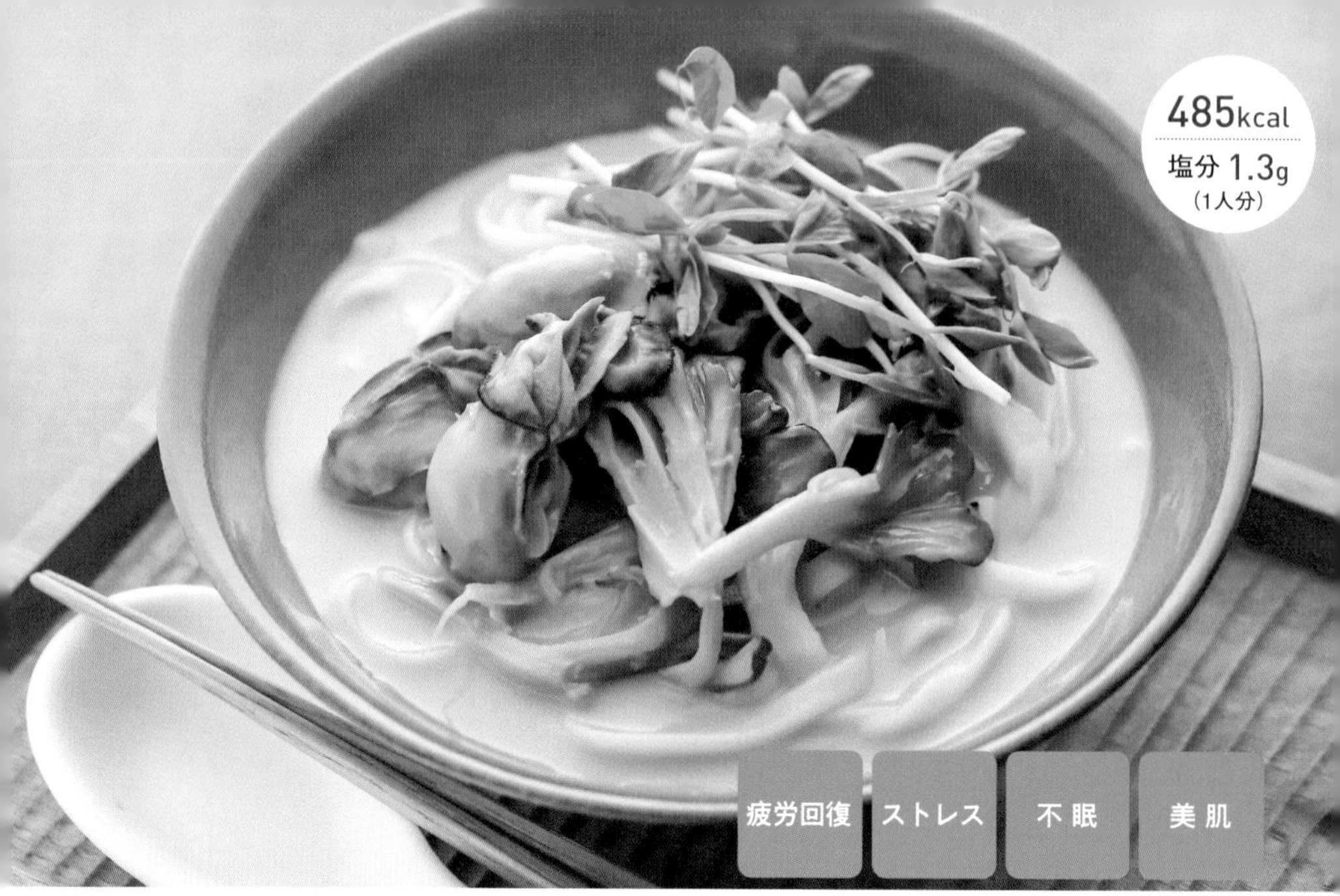
485kcal
塩分 1.3g
(1人分)
疲労回復
ストレス
不眠
美肌

一品もの 07

胃にやさしくて体を潤す、夜遅めにも食べられるごはん

# 牡蠣と豆苗の豆乳うどん

**材料（2人分）**

豆苗……1/4袋
牡蠣……6個
片栗粉……適量
Ⓐ
- 水……200ml
- しょうゆ……大さじ2
- みりん……大さじ1
- 塩……ひとつまみ

まいたけ……1/2袋
豆乳……200ml
うどん（乾麺）……200g

**作り方**

❶豆苗は根元を落として半分の長さに切る。
❷牡蠣の表面の水気を拭き、片栗粉をまぶす。熱湯にさっとくぐらせ、水にとり、水気を切る。
❸鍋にⒶを入れて弱火にかけ、煮立ったら②とまいたけを加えてフタをし、2～3分煮る。豆乳を加え、煮立たせないように温める。
❹うどんを袋記載の時間茹で、器に盛る。③の汁をかけ、①をトッピングする。

然の膳 Point 血を補い、体を潤す効果のある牡蠣と豆乳の組み合わせで、疲労回復、ストレス解消、美肌づくりに。豆乳には肺を補う効果もある。

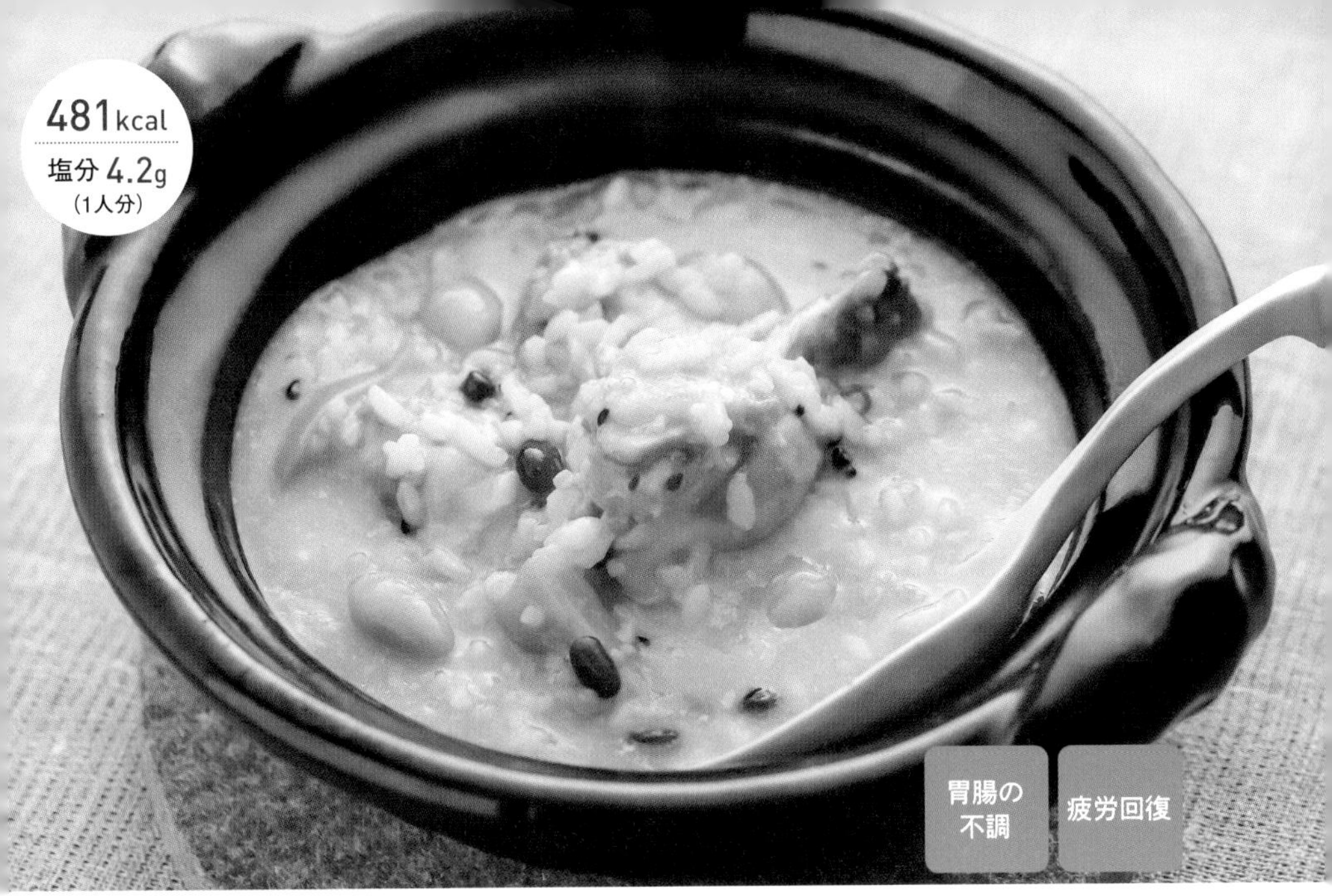

481kcal
塩分4.2g
（1人分）

胃腸の不調　疲労回復

一品もの 08

素材の旨味を活かしたおかゆで、胃腸にやさしい

# 雑穀米の参鶏湯風粥

**材料（2人分）**

長ねぎ……1/2本
しょうが……1/2片
水……5カップ
塩麹……大さじ3
鶏手羽元……6本
米……1/2合(75g)
雑穀米……30g
銀杏（水煮）……8個

**作り方**

❶長ねぎは斜め切りにする。しょうがは薄切りにする。
❷鍋に水、塩麹、鶏手羽元、①を入れて強火にかける。沸騰したら弱火にしてフタをし、10分ほど煮る。
❸米と雑穀米を洗い、②に加え、フタをして中火で20分ほど煮る。途中で水分が足りなくなったら水を加える。
❹銀杏を加え、ひと煮立ちさせる。

**然の膳 Point** きび、あわ、玄米、押し麦などがとれる雑穀米を、お米と一緒におかゆに。塩麹と組み合わせることで、胃腸の機能を高め、消化を促進する。

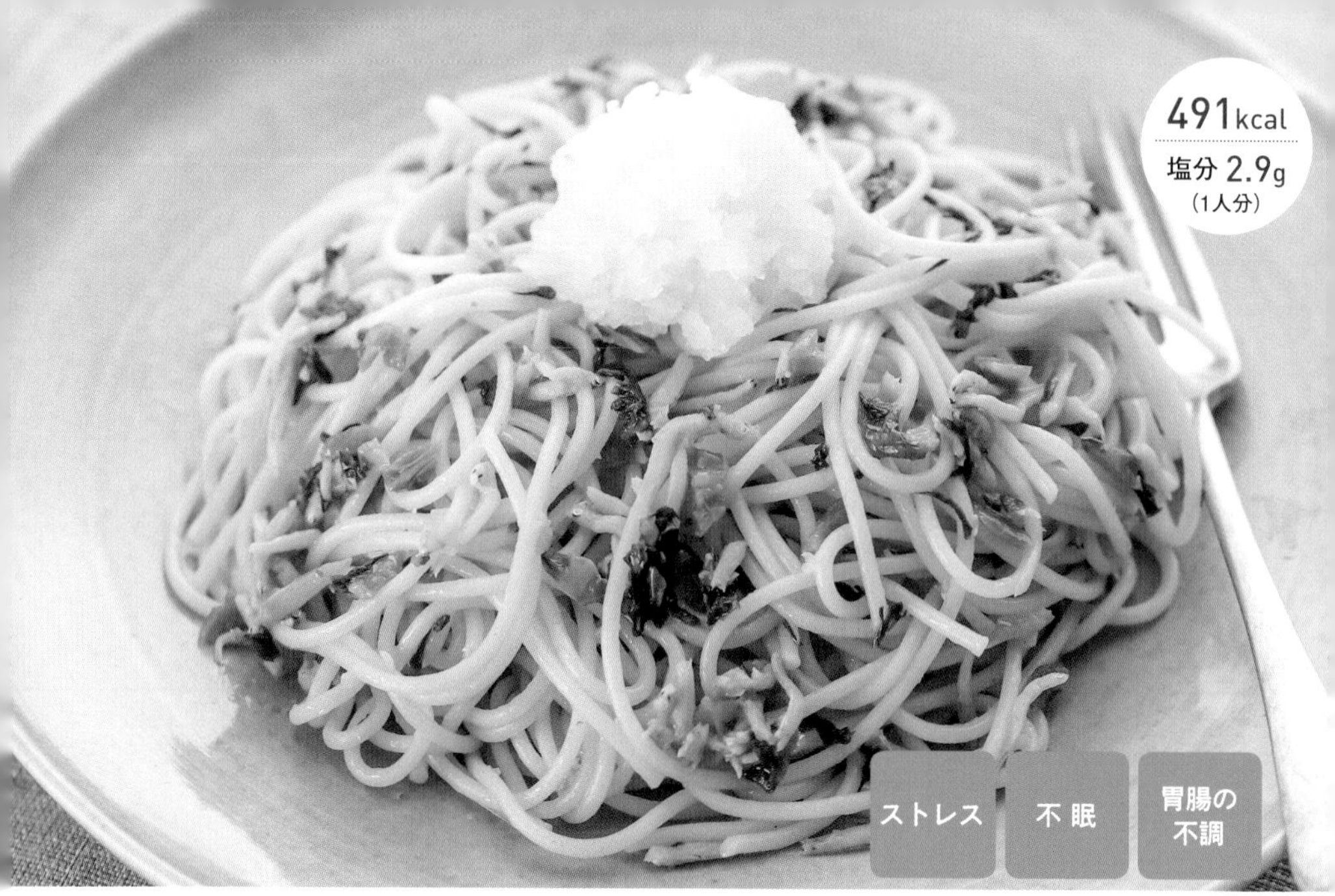
491kcal
塩分 2.9g
(1人分)
ストレス
不眠
胃腸の不調

一品もの 09

リラックス食材を組み合わせたイライラ解消パスタ

# しらすと高菜のおろしパスタ

**材料（2人分）**

大根……5cm
高菜漬け……40g
釜揚げしらす……40g
えごま油……大さじ2
しょうゆ……小さじ2
パスタ（乾麺）……200g

**作り方**

❶大根をおろし金ですりおろす。
❷高菜漬けはみじん切りにしてボウルに入れる。しらす、えごま油、しょうゆを加え、混ぜ合わせる。
❸パスタを袋記載の時間茹で、水気を切って②に加えて和える。
❹器に盛り、①をトッピングする。

**然の膳 Point** しらすは、カルシウム豊富で、イライラを鎮める効果が期待できる。合わせる高菜と大根にも気を整え、心を落ち着かせる効果がある。

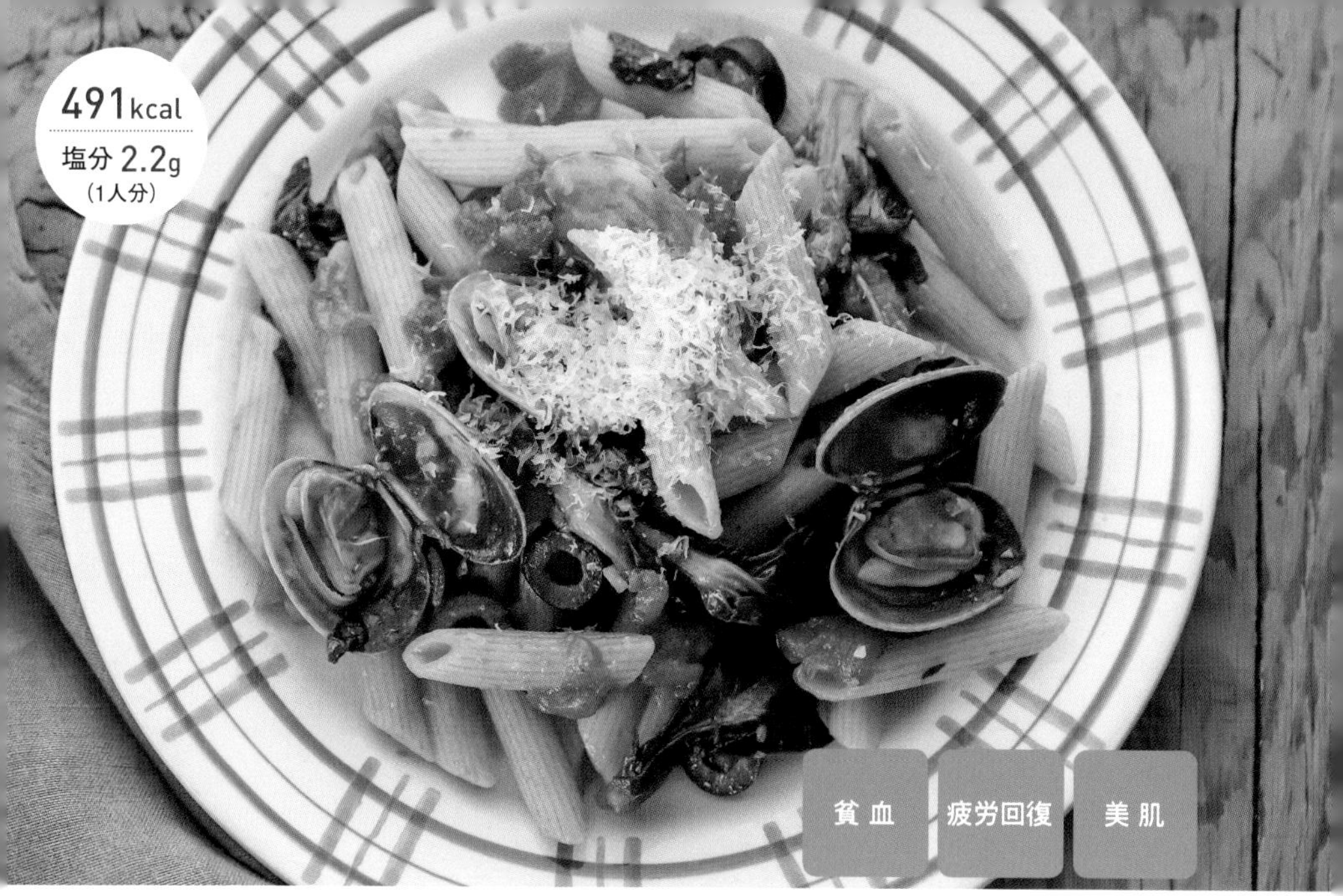


一品もの 10

動物性のあさりと植物性の菜の花で貧血予防

# あさりと菜の花のトマトペンネ

**材料（2人分）**

にんにく……1片
菜の花……100g
ブラックオリーブ……8粒(20g)
ペンネ……180g
オリーブオイル……大さじ1
あさり(殻付き，砂抜きする）……120g
白ワイン……100ml
トマト缶(カット）……1/2缶(200g)
塩……小さじ1/2
粉チーズ……適量

**作り方**

❶にんにくをみじん切りにする。
❷菜の花は3cmの長さに切る。オリーブは輪切りにする。
❸ペンネは袋記載の時間より2 ～ 3分短めに茹でる。
❹フライパンにオリーブオイルを入れて中火で熱し、①を炒める。香りが出たらあさりを加えてさっと炒め、白ワインを入れ、フタをして蒸す。
❺あさりの殻が開いたらトマト缶、塩を加えてさっと煮る。②、③を加えて2分ほど煮る。
❻器に盛り、粉チーズをトッピングする。

然の膳 Point 血をつくるために必要な鉄分を豊富に含むあさりと緑黄色野菜の菜の花の組み合わせで、貧血を予防し、体のバランスを整える。

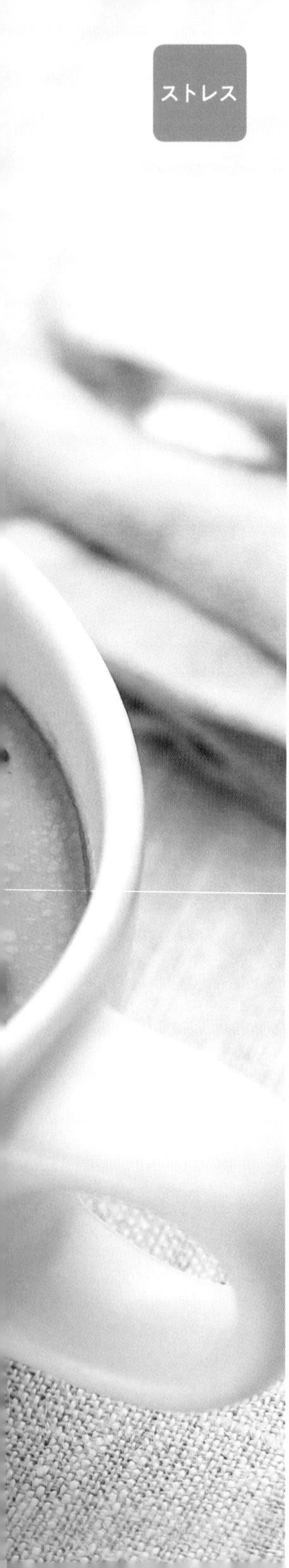



汁・飲み物 01

トマト缶で肝を元気に！
簡単ストレス解消スープ

# チキンと香味野菜のトマトスープ

**材 料**（作りやすい分量）

玉ねぎ……1/4個(50g)
セロリ……1/2本(50g)
にんじん……1/3本(50g)
鶏もも肉……1/2枚(150g)
Ⓐ
- 水……300ml
- トマト缶(ホールタイプ)……200g
- 塩、コンソメ(顆粒)……各小さじ1/2

オリーブオイル……大さじ1
粗びき黒こしょう……適量
イタリアンパセリ（粗みじん切り）……適量

**作り方**

❶玉ねぎは繊維に逆らって薄切りにする。セロリは筋を除き、5mm幅に切る。にんじんは8mm角に切る。トマト缶はフォークでなめらかになるよう潰す。鶏もも肉は余分な脂身を切り落とし、小さめの一口大に切る。
❷鍋にオリーブオイルを中火で熱し、玉ねぎ、セロリ、にんじんを炒める。しんなりしたら鶏肉を加え、8割色が変わったらⒶを加える。沸いたらフタをして弱火で15分煮る（※アクが出たら都度取り除く）。器に盛り、粗びき黒こしょう、イタリアンパセリを散らす。

**然の膳 Point** ストレスに弱いのが肝。肝を補う玉ねぎ、セロリ、トマトを一緒に摂ることで不安定な感情を落ち着かせ、イライラを解消。

587kcal
塩分 3.6g
（全量）

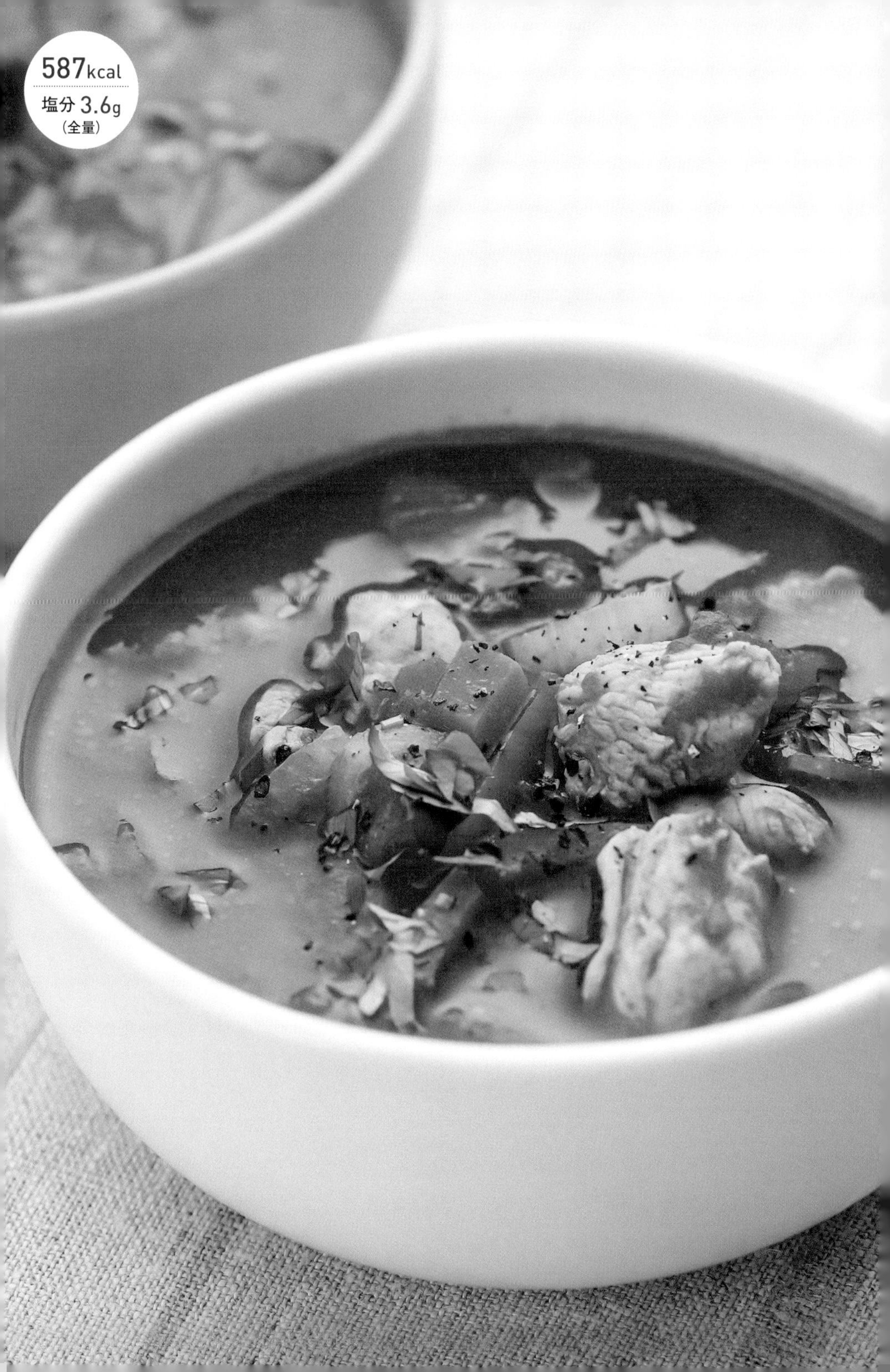

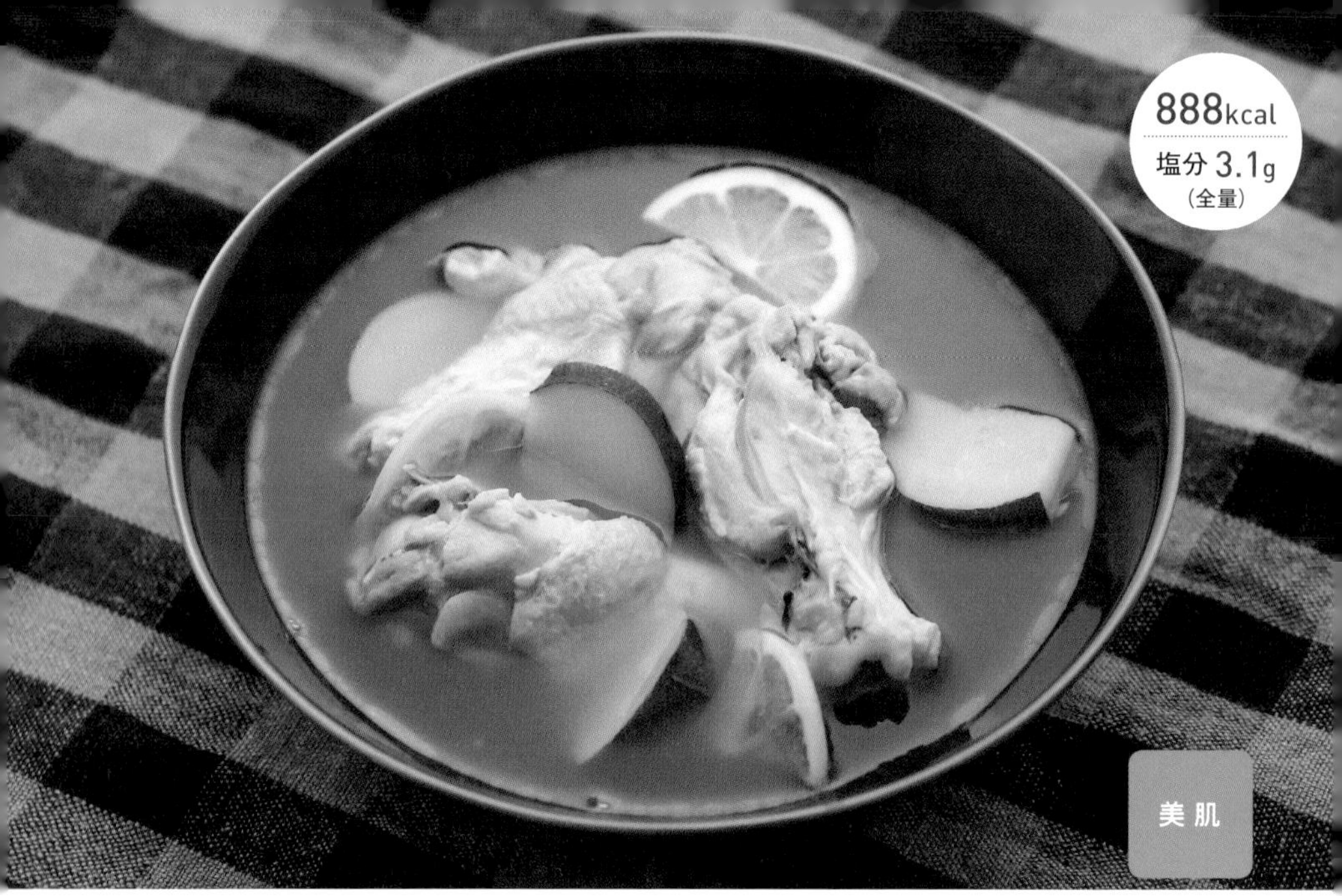

888kcal
塩分 3.1g
（全量）

美肌

汁・飲み物
02

飲むだけで肌の新陳代謝を促進する

# 手羽元とさつまいものレモンスープ

**材料**（作りやすい分量）

さつまいも……1/2本（180g）
レモン……1/4個
手羽元……5 ～ 6本（300g）
オリーブオイル……大さじ1/2
水……500ml
塩……小さじ1/2、適量

**作り方**

❶さつまいもは1cm幅のいちょう切りにし、水（分量外）に10分さらしてアクを抜き、水気を切る。レモンは半月の薄切りにする。手羽元は骨に沿って2か所切り込みを入れる。
❷鍋にオリーブオイルを中火で熱し、手羽元の皮面から中火で焼く。焼き色がついたら裏返し、同様に焼く。水、さつまいもを加える。塩小さじ1/2を加えて、沸いたらフタをして弱火で5 ～ 7分、さつまいもがやわらかくなるまで煮る（※アクが出たら都度取り除く）。
❸火を止めて、食べる直前にレモンを加えさっとなじませ、塩で味を調える。

**然の膳Point** 腸のはたらきをよくするさつまいもと、熱をとり潤いを与えるレモンを一緒に摂ることで、肌の状態を健やかに保つ。

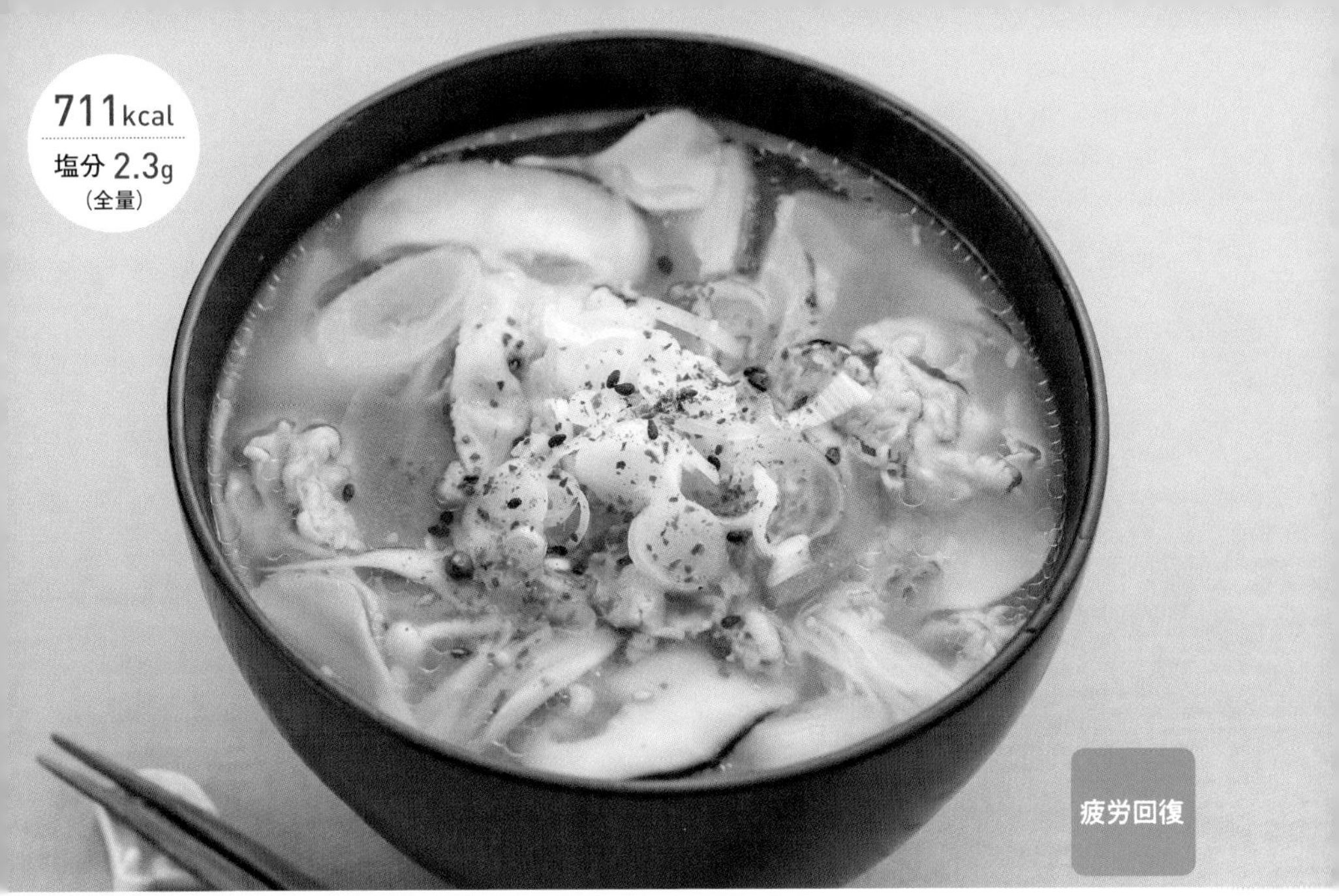

711kcal
塩分 2.3g
（全量）

疲労回復

汁・飲み物 03

ちょっと気だるいときは、きのこで疲労解消

# きのこ豚汁

**材 料**（作りやすい分量）

しいたけ……2枚
えのき……1/2袋
まいたけ……1/2株
長ねぎ……2/3本
にんじん……1/3本
しょうが……1かけ
豚バラ薄切り肉（しゃぶしゃぶ用）
……100g
サラダ油……小さじ2
だし汁……600ml
みそ……大さじ1と1/2 ～ 2
七味唐辛子(お好みで）……適量

**作り方**

❶しいたけは石づきを落とし、えのきとまいたけはほぐす。しいたけは軸と傘をそれぞれ薄切りにする。ねぎは5cm分、トッピング用に小口切りにする。残りは斜め1cm幅に切る。にんじんはいちょう切りにする。しょうがは千切りにする。豚肉は3cmの長さに切る。
❷鍋にサラダ油を中火で熱し、しょうがを加える。香りがしてきたら豚肉を加え、8割色が変わったらえのき、まいたけ、しいたけ、長ねぎの斜め切り、にんじんを加える。しんなりするまで炒め、だし汁を加える。
❸沸いたらフタをして弱火で10分煮る（※アクが出たら都度取り除く）。火を止めてみそを溶く。器に盛り、長ねぎの小口切りとお好みで七味唐辛子を散らす。

**然の膳 Point** 元気がない、疲れやすい、倦怠感があるときに有効な食材の、きのこ類。しいたけ、えのき、まいたけを一緒に摂って効果も、旨みも高める。

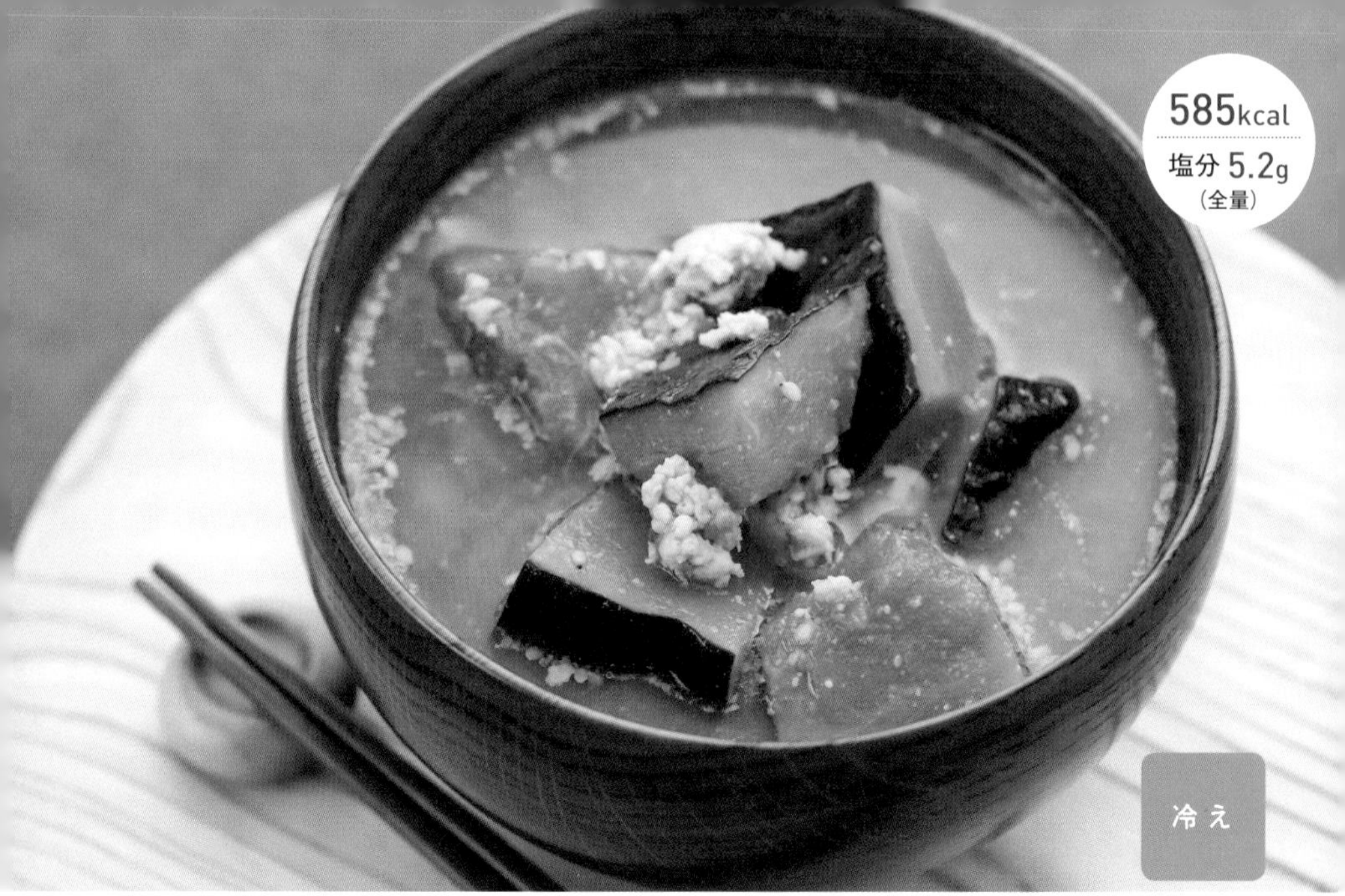


汁・飲み物 04

冷えにはかぼちゃで体を温める

# ひき肉とかぼちゃのごまみそ汁

**材料**（作りやすい分量）

かぼちゃ……1/8玉（250g）
ごま油……小さじ1
鶏ももひき肉……80g
酒……大さじ1
だし汁……600ml
みりん……大さじ1
みそ……大さじ1と1/2～2
白すりごま……大さじ1

**作り方**

❶かぼちゃはスプーンで種とわたを除き、3～4cm大に切る。
❷鍋にごま油を中火で熱し、鶏肉、酒を加えて炒める。8割色が変わったら、かぼちゃを加えさっと炒め合わせる。
❸だし汁、みりんを加え、沸いたらフタをして弱火で5～7分、かぼちゃが柔らかくなるまで煮る（※アクが出たら都度取り除く）。火を止めてみそを溶き、すりごまを加える。

**然の膳 Point** かぼちゃは冬至に食べるとよいとされるほど体を温める食材。生薬としても使われているしょうがも加えて冷えに備える。

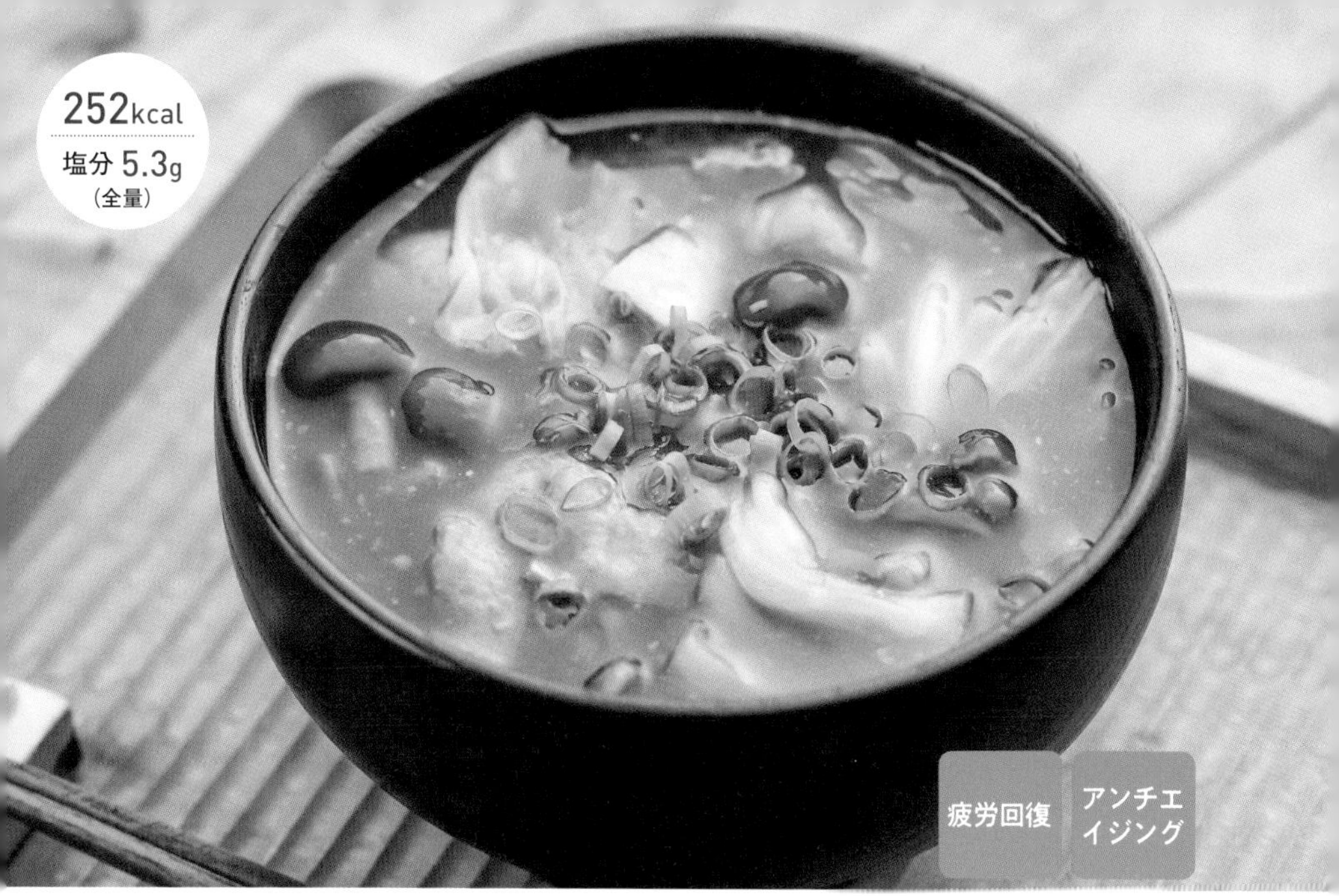
252kcal
塩分 5.3g
(全量)
疲労回復
アンチエイジング

汁・飲み物 05

老化をゆるやかにする２つの食材がたっぷり

# なめことキャベツ、揚げの赤みそ汁

**材料（作りやすい分量）**

なめこ……1袋
キャベツ……1/8玉(150g)
油揚げ……1枚
だし汁……600ml
赤みそ……大さじ2
細ねぎ(小口切り）……適量

**作り方**

❶なめこはザルにあげてさっと洗い、水気を切る。キャベツは3cm大に切る。油揚げは長さを半分にし、1cm幅に切る。
❷鍋にだし汁を強火で沸かし、①を入れる。沸いたらフタをして弱火で10分煮る（※アクが出たら都度取り除く）。火を止めてみそを溶く。器に入れたら、ねぎを散らす。

**然の膳Point** 老化により弱くなった腎を補うなめことキャベツを一緒に摂ってアンチエイジング効果を高める。

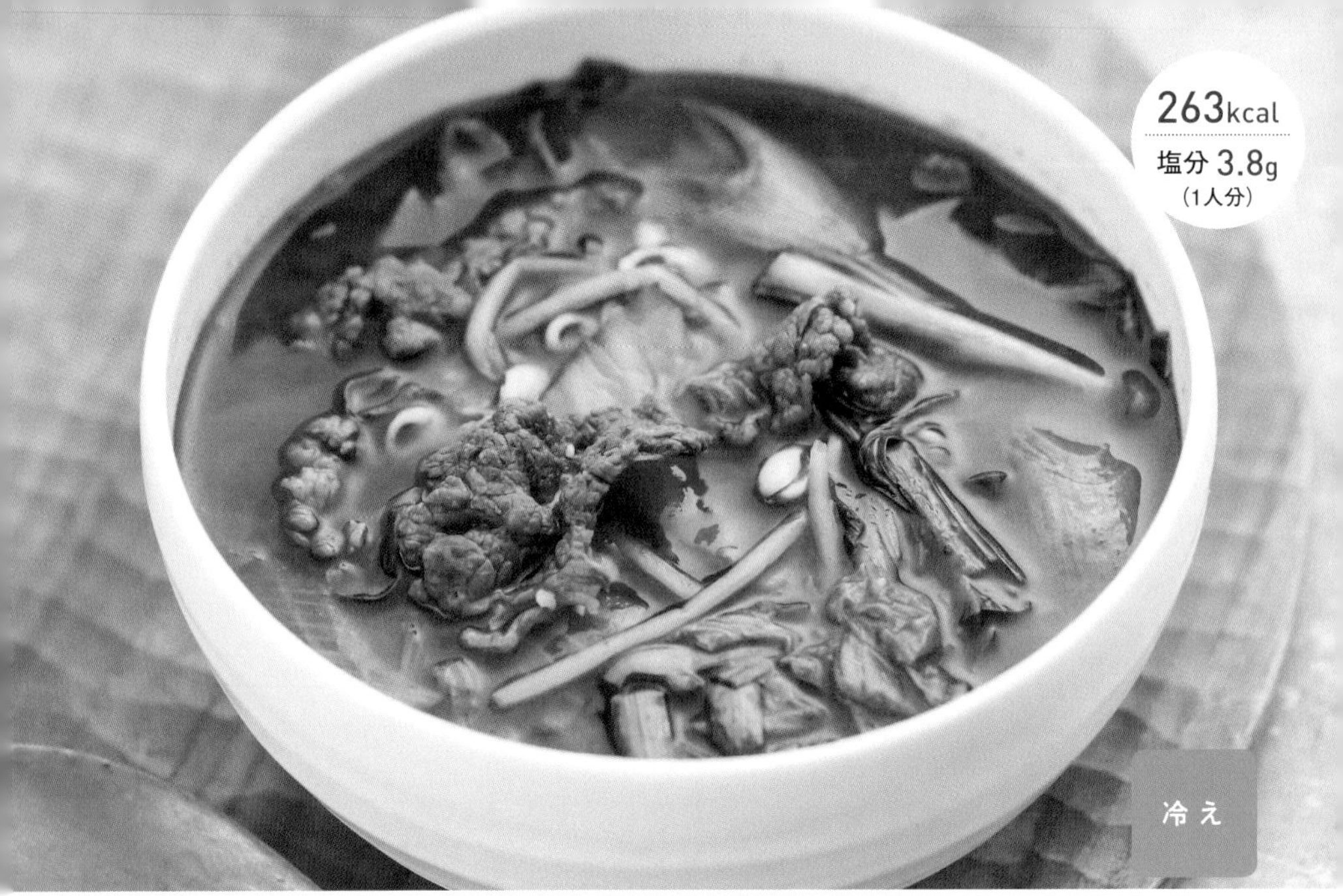

263kcal
塩分 3.8g
(1人分)

冷え

汁・飲み物 06

体を温めてくれる食材をまとめて摂る

# ユッケジャンスープ

**材料(2～3人分)**

豆もやし……100g
長ねぎ……1/2本
にら……1/2束(50g)
牛切り落とし肉……80g
ごま油……大さじ1/2
にんにく(すりおろし)
……小さじ1/2
キムチ……100g
Ⓐ 水……600ml
みそ……小さじ2
しょうゆ……小さじ2
コチュジャン……小さじ2
鶏がらスープの素……小さじ1/2

**作り方**

❶豆もやしはひげ根を取る。長ねぎは1cm幅の斜め切りにする。にらは4cm幅に切る。牛肉は大きければ食べやすい大きさに切る。
❷鍋にごま油を中火で熱し、牛肉とにんにくを炒める。8割色が変わったら豆もやし、長ねぎ、キムチを加えて炒め合わせる。もやしがしんなりしたらⒶを加え、沸いたらフタをして弱火で10分煮る(※アクが出たら都度取り除く)。にらを加えさっと煮る。

**然の膳 Point** ねぎ、とうがらし(キムチ)、にんにく、にら。体を温める食材をひとまとめにして摂って、体を芯から温めて冷えを解消する。

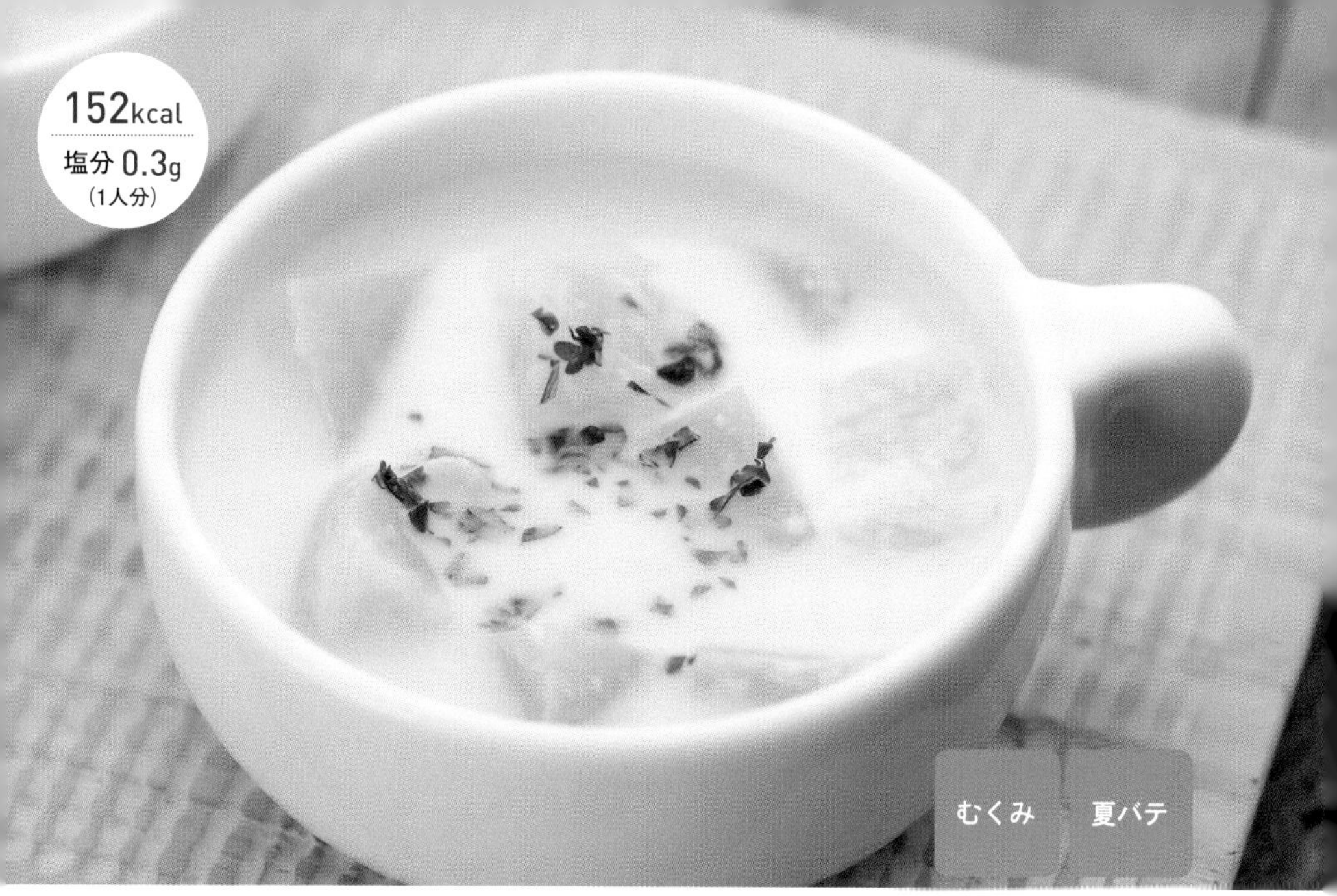


汁・飲み物
07

栄養素がたっぷりの米のとぎ汁をスープに

# 米のとぎ汁を使った冬瓜のコーンスープ

## 材料（2人分）

コーン缶……100g
生クリーム……50g
コンソメ……5g
米のとぎ汁……200cc
(米は最初は軽く洗うだけですぐに水を切り、2回目にしっかり研ぐ。2回目のとぎ汁を使用)
冬瓜……100g（正味）

## 作り方

❶ミキサーにコーン缶・生クリーム・コンソメをかける。冬瓜は3cm各程度に切る。
❷鍋にとぎ汁を入れて沸かし、冬瓜を入れて煮る(あらかじめレンジで加熱してもよい)。※アクが出たら都度取り除く。
❸冬瓜に火が通れば、①を入れてひと煮立ちさせる。
※バジルやパセリがあればトッピング

**然の膳 Point** 熱を冷ます効果のあるとうもろこしと冬瓜は、利尿作用をもち、むくみや夏バテ予防が期待できる。米のとぎ汁で疲労回復効果アップ。

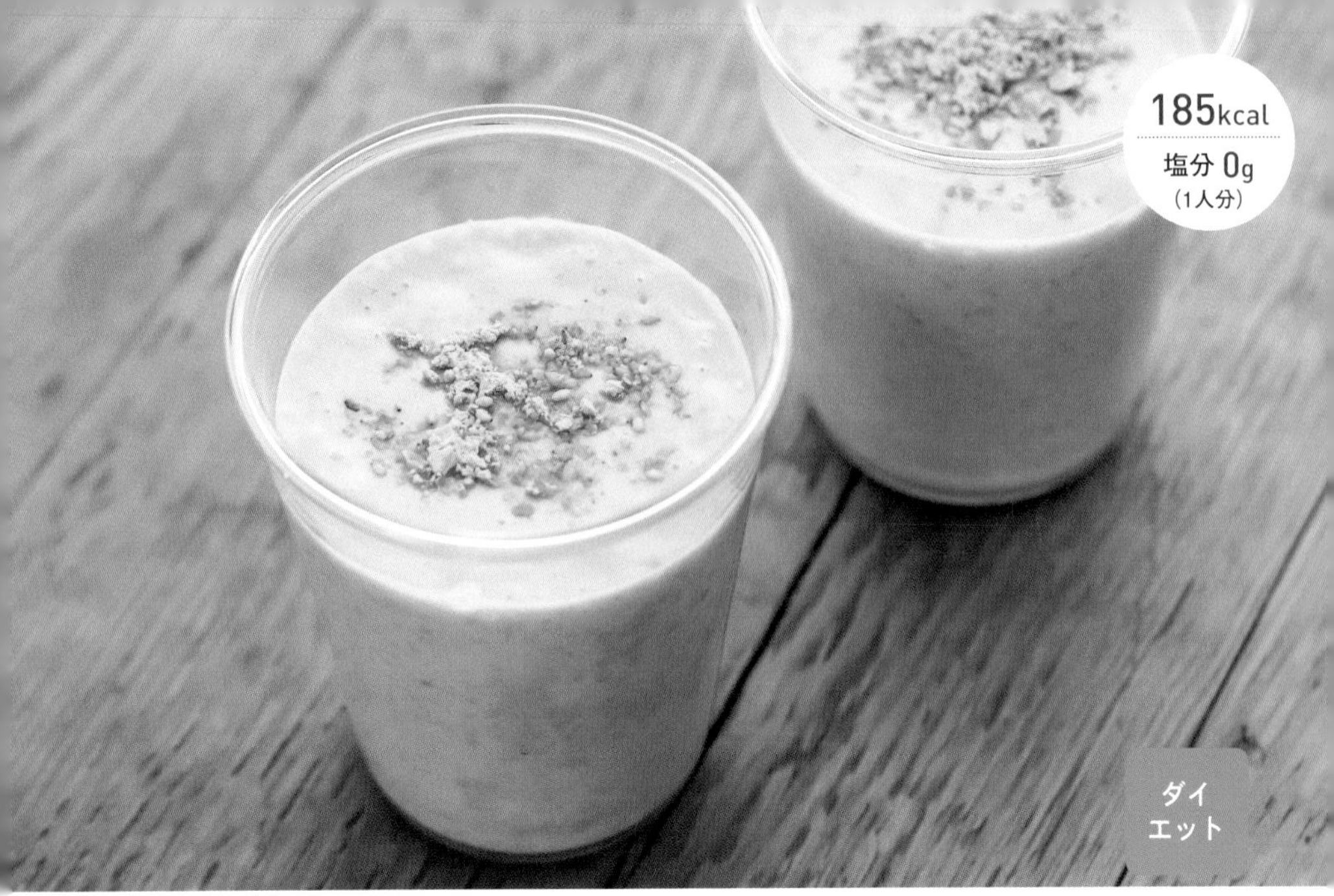


汁・飲み物 08

飲むバナナでめぐりのよい体に

# ごまきなこのバナナジュース

**材料（2杯分）**

バナナ……1本
無調整豆乳……300ml
白すりごま……大さじ1、適量
きなこ……大さじ1、適量
レモン汁……小さじ2
はちみつ……小さじ2

**作り方**

❶バナナは適当な大きさにちぎり、豆乳、白すりごまときなこ（各大さじ1）、レモン汁、はちみつと合わせる。ミキサーまたはハンドブレンダーで滑らかになるまで攪拌する。
❷グラスに注ぎ、白すりごまときなこを適量トッピングする。

**然の膳 Point** 整腸作用、解毒作用があり体の排泄リズムを整えるバナナと、胃腸のはたらきをよくする、ごまときなこを一緒に摂ってダイエットをサポート。

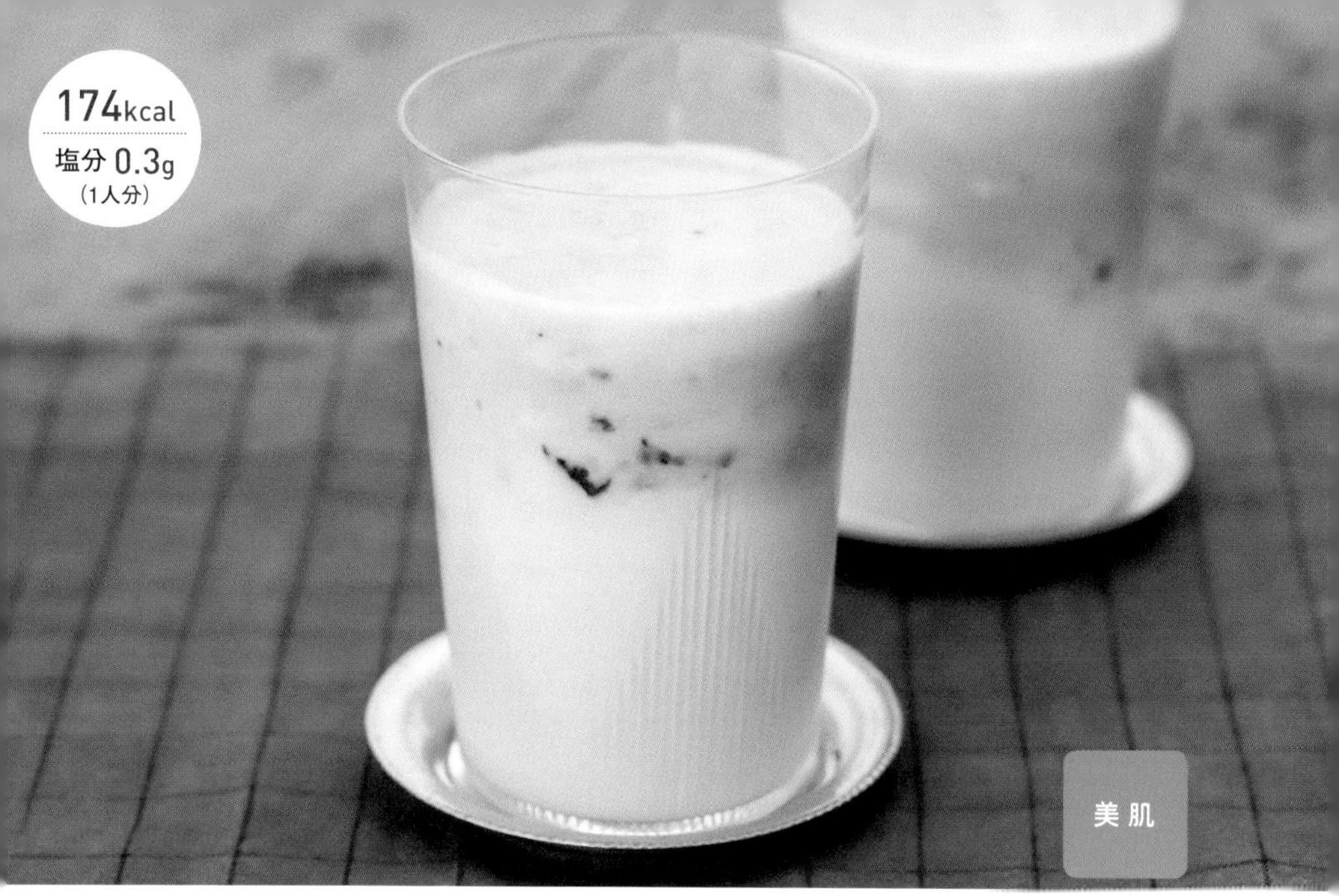


汁・飲み物 09

潤い肌を守る飲むヨーグルト

# ベリーのラッシー

## 材料（2杯分）

Ⓐ
- ミックスベリー（冷凍）……50g
- 砂糖……小さじ2
- 水……大さじ1
- レモン汁……小さじ1/2

ヨーグルト（プレーン）……250g
牛乳……150ml
砂糖……小さじ4

## 作り方

❶耐熱の器にⒶを合わせて混ぜ、600Wのレンジでラップをせずに40秒温める。フォークで果肉を細かく潰す。
❷ボウルにヨーグルト、牛乳、砂糖を加えて混ぜ、冷蔵庫で冷やす。
❸コップに②を注ぎ、①を半量ずつのせる。マドラーで混ぜる。

然の膳 Point　乾燥から体を守り、肌の潤いを保つヨーグルトと胃腸のはたらきを整えるベリー類を一緒に摂ることで美肌維持。

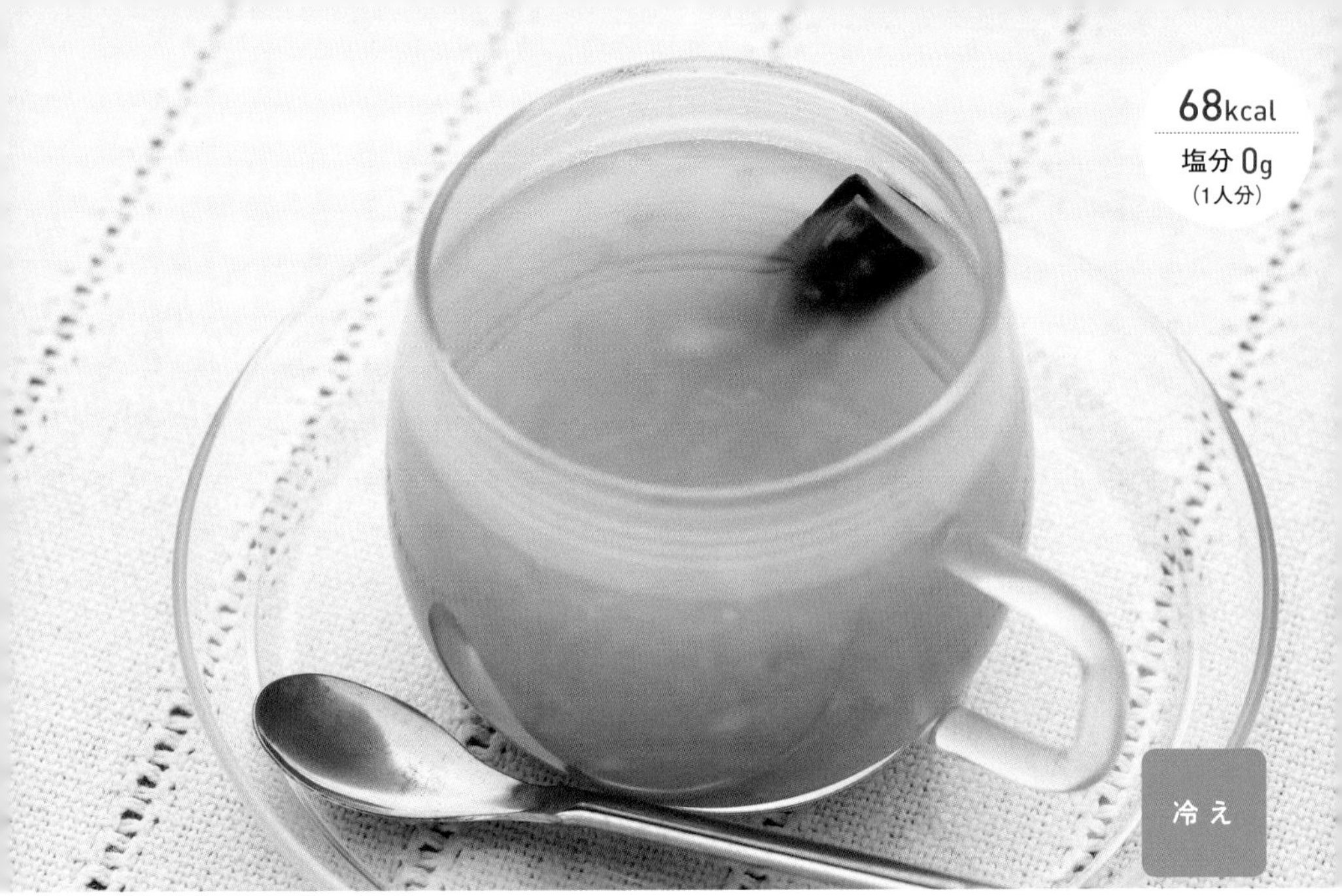

68kcal
塩分 0g
(1人分)

冷え

汁・飲み物 10

冬におすすめ！しょうがとシナモンで体を中からポカポカに

# ホットアップルジンジャー

**材料（2杯分）**

りんご……1/2個(140g)
しょうが……1かけ
レモン汁……大さじ1/2
砂糖……小さじ3～4
水……400ml
シナモンスティック……1本

**作り方**

❶りんごとしょうがは皮ごとすりおろし、レモン汁を混ぜる。
❷鍋に①とすべての材料を入れて強火にかけ、沸いたら弱火で5分煮る。

**然の膳 Point** 冷えが入った風邪のひきはじめなどに使われる生薬でもあるしょうがを使った冬の飲み物。体を内側から温めるシナモンでさらに効果が高まる。

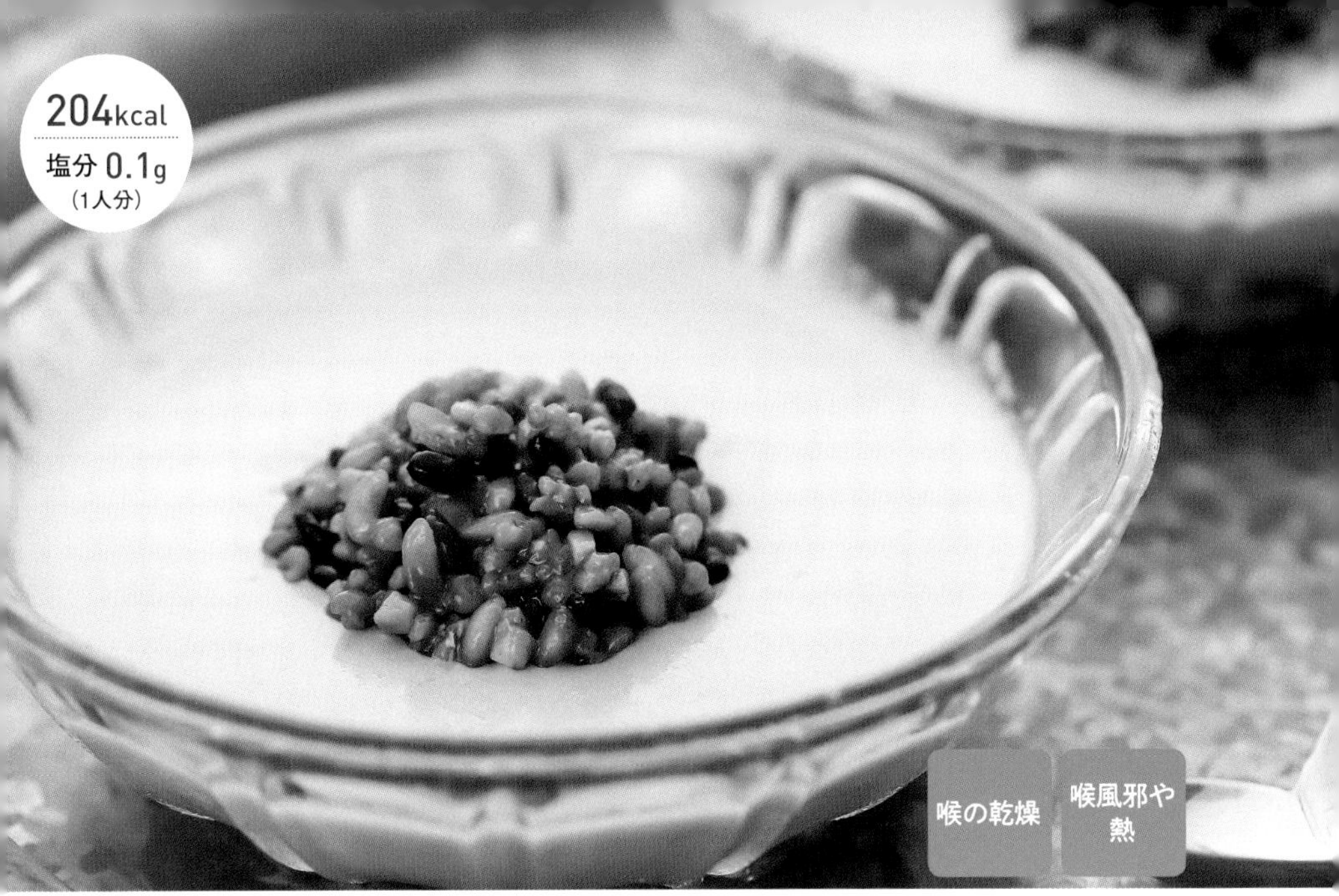


スイーツ 01

のどの乾燥をやわらげる風邪予防スイーツ

# 黒糖杏仁豆腐、五穀米トッピング

**材料（2人分）**

五穀米……15g
(15穀、16穀などでも可)
水……200ml
黒糖(粉末タイプ）……40g
ゼラチン……3g
杏仁霜(きょうにんそう）……4g
牛乳……60g
生クリーム……40g

**作り方**

❶鍋に五穀米と4 ～ 5倍の水と黒糖小さじ１を入れて弱火で炊く。
❷鍋に水を入れ、弱火でゼラチンを溶かす。
❸②に杏仁霜、牛乳、生クリーム、残りの黒糖を入れてひと煮立ちさせる。
❹容器に③を入れて粗熱を取ってから冷蔵庫で冷やす。五穀米をトッピング。

**然の膳 Point** 牛乳、生クリーム、杏仁は、のどの渇きをおさえ、肌に潤いを与える食材。トッピングの五穀米はさまざまな効能がある薬膳のパワー食材。

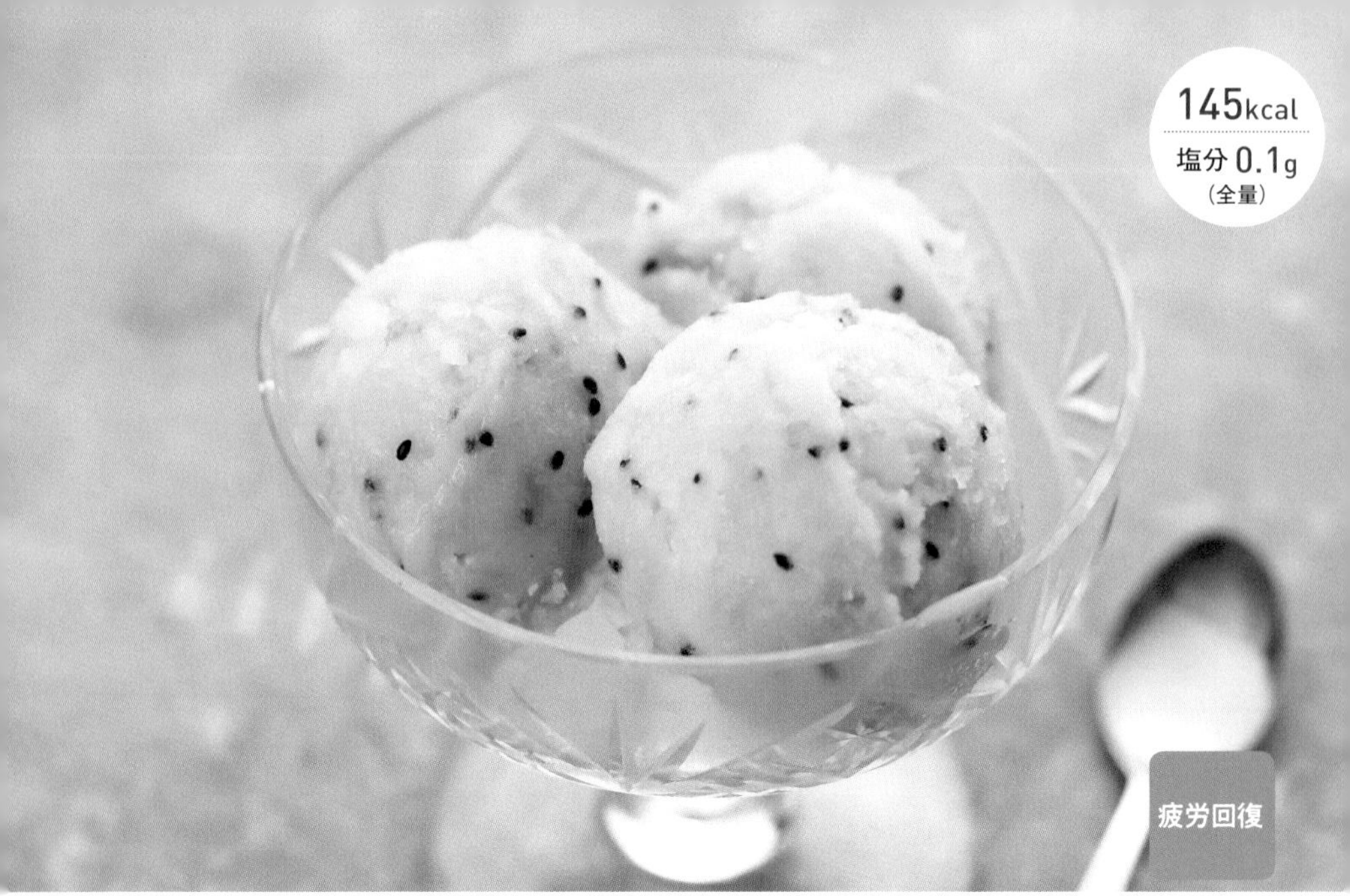


スイーツ 02

甘酒で作るヘルシースイーツ

# キウイと甘酒のソルベ

**材料**（作りやすい分量）

キウイ……2個
砂糖……大さじ1
糀甘酒……200ml

**作り方**

❶キウイは皮をむき、1cm角に切る。砂糖とともにフリーザーバックに入れ、手で潰す。（1～2割果肉が残ってもOK）
❷甘酒を加えて揉んで馴染ませ、空気を抜いて密閉し、バットに入れて冷凍庫に入れる。1時間ごとに袋を揉み、3～4時間冷やし固める。スプーンやディッシャーですくって、器に盛る。

**然の膳 Point** 腸内環境を整え、疲労回復によい甘酒を胃にやさしいキウイと合わせることでしっかり吸収。

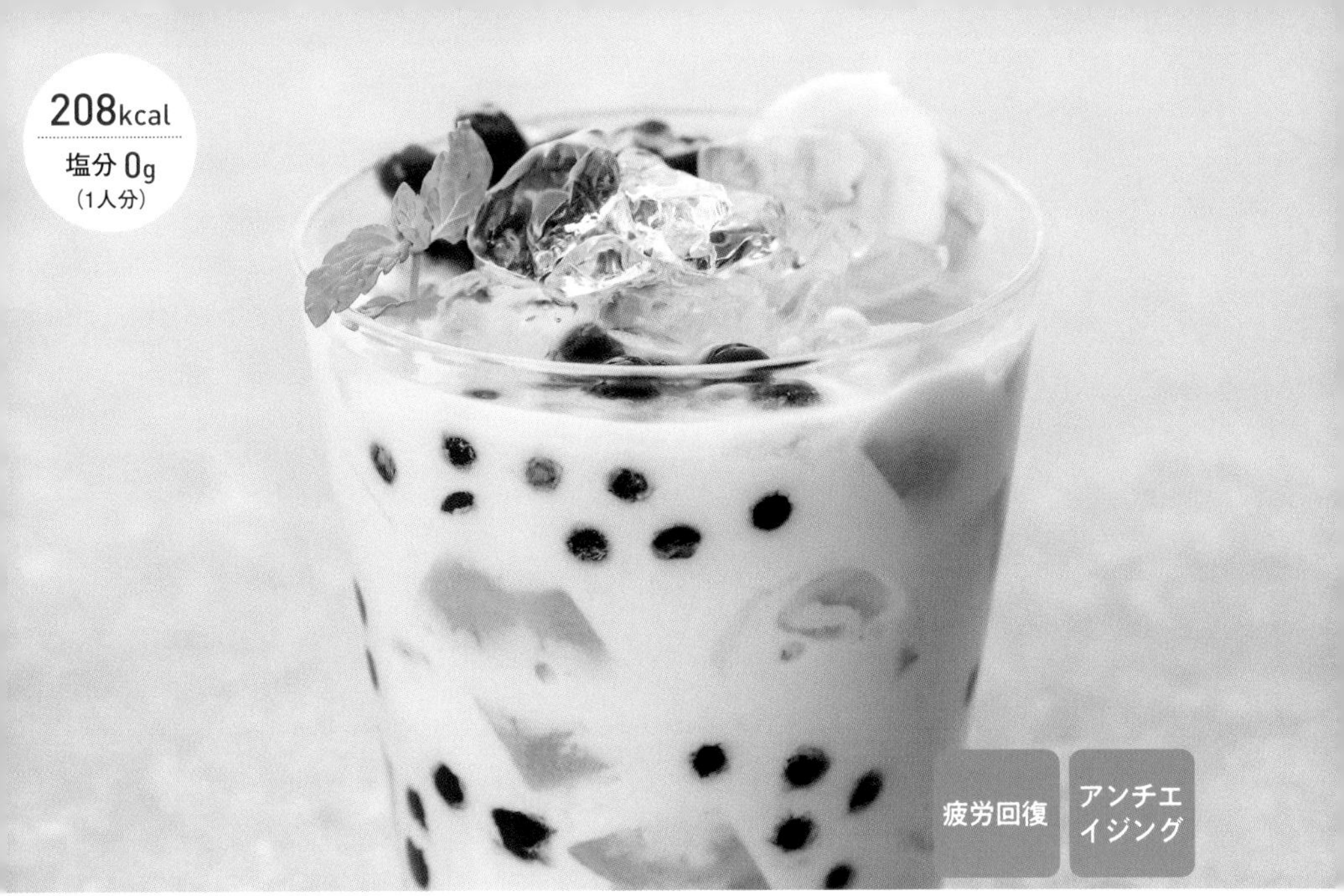

208kcal
塩分 0g
(1人分)

疲労回復
アンチエイジング

スイーツ 03

ココナツミルク×バナナのパワーで夏を乗り切る

# バナナと桃のチェー

### 材料(2人分)

バナナ……1本
黄桃(シロップ漬け)……120g
乾燥タピオカ……20g
Ⓐ ココナツミルク……100ml
Ⓐ 砂糖……小さじ2～3
氷(クラッシュタイプ)……50g
茹で小豆……20g
ミント……適量

### 作り方

❶バナナは7mm幅に切る。黄桃は2cm角に切る。タピオカはたっぷりの湯で袋の表示通りに茹で、冷水にとる。Ⓐは混ぜて冷蔵庫で冷やしておく。
❷氷は厚手のフリーザーバックに入れ、タオルではさんで麺棒で粗く砕く。
❸器に氷と水気を切ったタピオカ、バナナ、黄桃の半量を入れる。Ⓐを注ぎ、残り半量の具材、茹で小豆をのせ、ミントを添える。

**然の膳 Point** 余分な熱を冷まし、夏の疲労を軽減するココナツとバナナを組み合わせた元気を取り戻すスイーツ。ココナツにはアンチエイジング効果も。

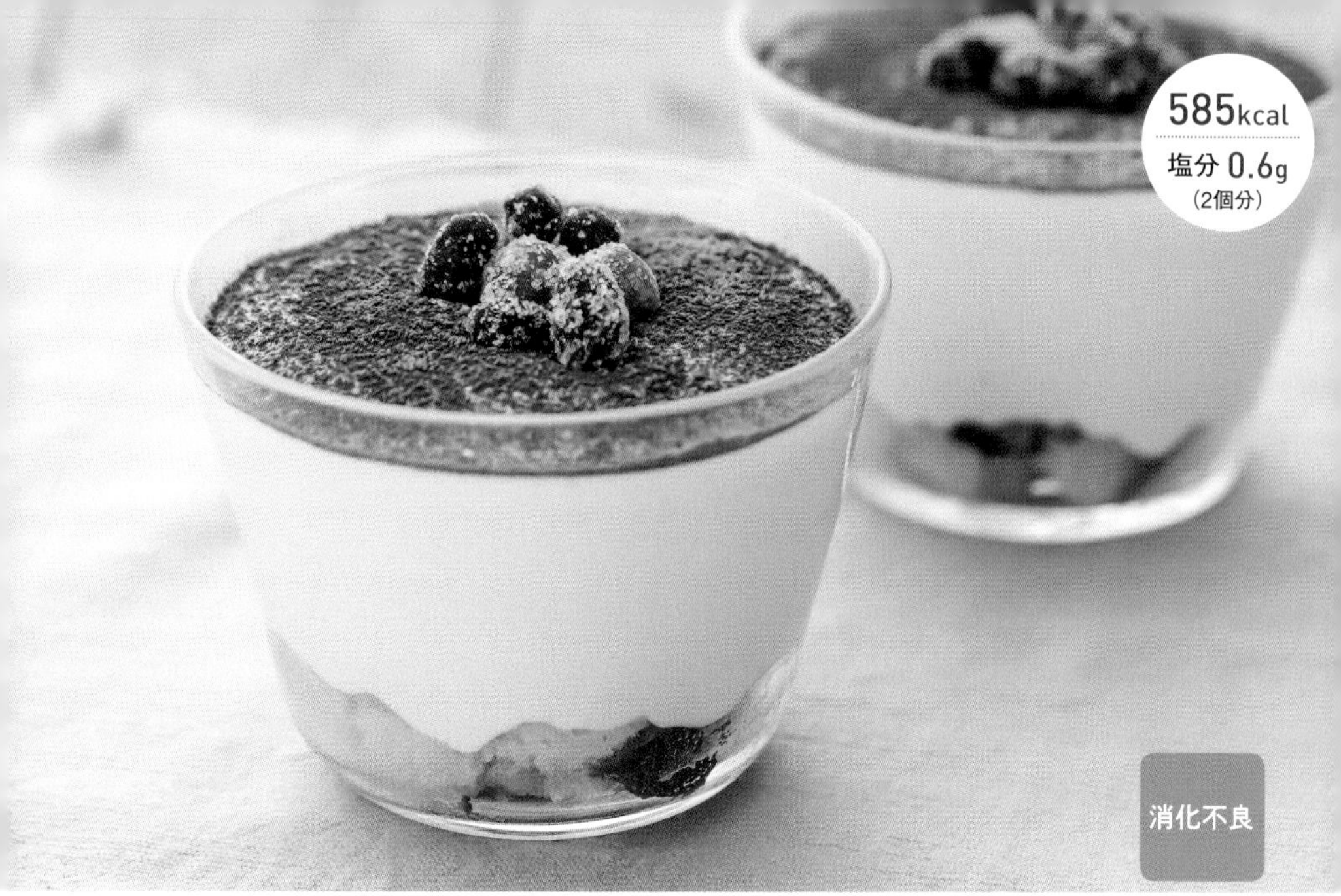


スイーツ 04

オシャレでヘルシー！おなかにやさしい豆腐スイーツ

# 抹茶のソイティラミス

**材料（2個分）**

絹豆腐……1/2丁(200g)
クリームチーズ……80g
Ⓐ 砂糖……小さじ2
　 レモン汁……小さじ1
カステラ……1切れ(40g)
レモン汁……小さじ1
抹茶、甘納豆……適量

**作り方**

❶豆腐、クリームチーズ、Ⓐを合わせ、ハンドブレンダーで滑らかになるまで攪拌する。(ハンドブレンダーがなければクリームチーズを常温に戻して混ぜ、豆腐、Ⓐを加え滑らかになるまで混ぜる。)
❷カステラは1cm角に切る。器に敷き詰め、レモン汁をうつ。
❸①をのせて冷蔵庫で30分冷やす。抹茶を茶こしでたっぷりと振り、甘納豆をのせる。

**然の膳 Point** 豆腐でつくるティラミス。豆腐はおなかの調子を調え、体を潤す効果がある。おなかの調子が悪いときや疲労感があるときに食べたいスイーツ。

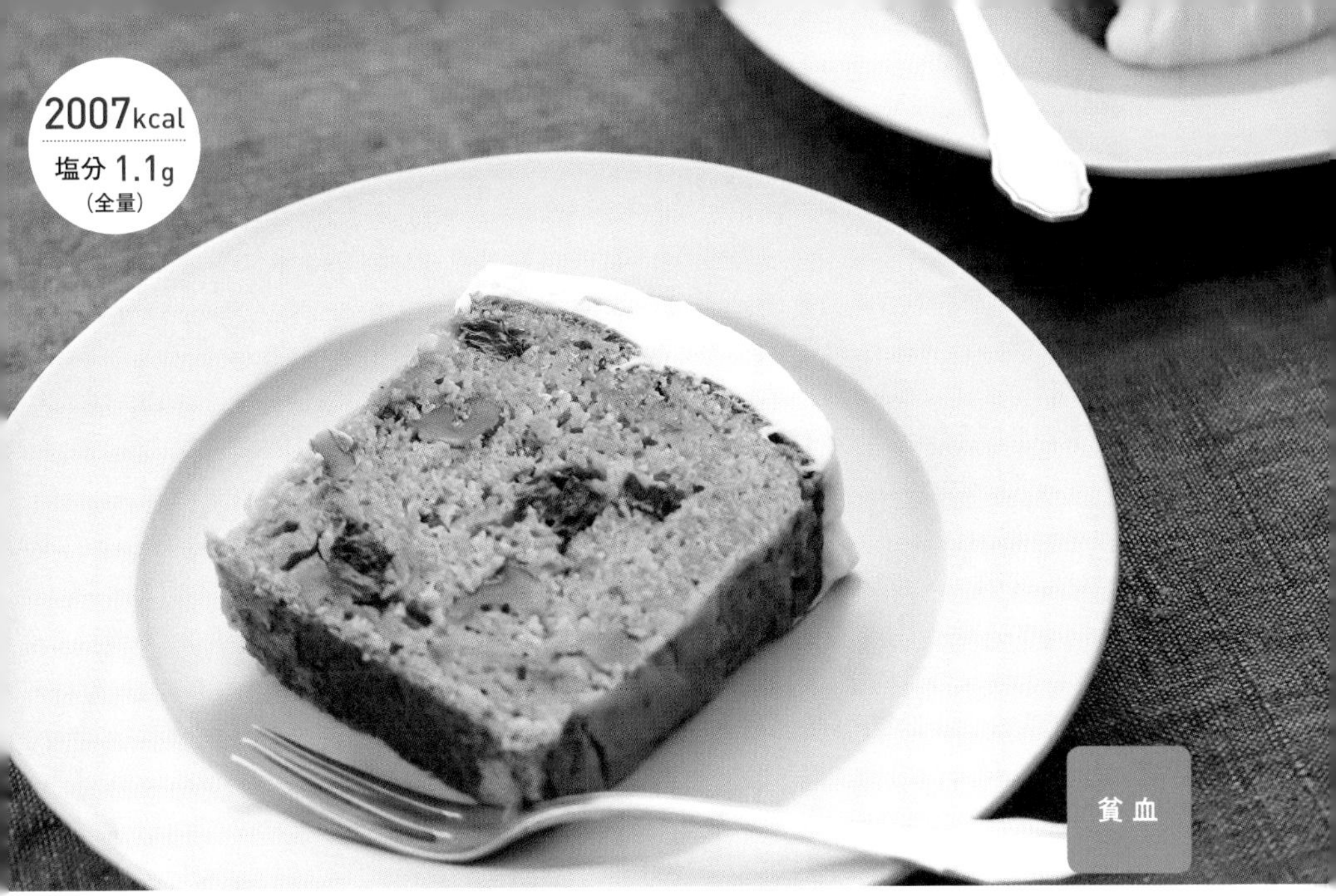

2007kcal
塩分 1.1g
（全量）

貧血

スイーツ 05

## 貧血を予防する薬膳ケーキ
# キャロットケーキ

**材料**（16.5×7×6cmのパウンド型１台分）

にんじん……1本（170g）
くるみ……40g
卵……2個
砂糖……80g
レーズン……30g
米油……80g　※サラダ油でも可
Ⓐ「薄力粉……160g
　└ベーキングパウダー……小さじ1
《チーズクリーム》
クリームチーズ……100g
※常温に戻しておく
砂糖……大さじ2
レモン汁……大さじ1/2
牛乳……小さじ1

**作り方**

・オーブンは170°Cに予熱する・型にオーブンシートをしく・クリームチーズは常温に戻す
❶にんじんはすりおろす。くるみは粗みじん切りにする。
❷ボウルに卵と砂糖を入れ、泡立て器ですり混ぜ、油を加えて均一になるまで混ぜる。ヘラに持ち替えにんじんを加えて混ぜ、振るったⒶを加え、手早く切るように混ぜる。くるみとレーズンを加えさっくりと混ぜる。
❸②を型に入れ、2 ～ 3回型を落として空気を抜く。170°Cのオーブンで40 ～ 50分焼く。
❹クリームチーズをヘラで練り、砂糖を加え、均一になったらレモン汁、牛乳を加え混ぜる。
❺ケーキは竹串を刺し、生地がついてこなければ焼き上がり。網にのせてしっかり冷ます。冷めたら④を塗り、食べやすい厚さに切る。

**然の膳 Point** 血を補うにんじんをたっぷり使い、同じく血を補うレーズン、滋養強壮作用が強いくるみと組み合わせることで体力を上げる。

# レシピ監修料理家紹介

## 岩崎小百合（管理栄養士・料理家）

愛知県出身。15歳で膠原病を発症し管理栄養士を志す。病院、施設など医療と食をつなぐ仕事を20年経験し、健康を支える食事が体と心のトラブルを改善することを学ぶ。現在は、これまでの知識と自分の体験をもとに「心と体の安定と豊かさは食から」を軸に、食ヘルスケアライフ SK food lab を主宰。予防医療、栄養学をもとに働く女性・ワーキングマザーの食事カウンセリングの仕事の他に、健康、美容の講座、企業、飲食店のレシピ開発、料理教室講師としても活動。正しい食の知識の普及活動とともに、自分らしい生き方の提言を行うなど、活動は多岐にわたる。資格：管理栄養士・予防医療診断士

**監修レシピ：かける薬膳 01 ～ 04、主菜 11 ～ 15、副菜 01 ～ 09**

## 齋藤菜々子（料理家・国際中医薬膳師）

飲食店経営の両親の元で育ち、大学卒業後一般企業に就職。忙しい日々の中で食事が心身の充実につながることを実感し、料理の道を志す。料理家のアシスタントを務めながら日本中医食養学会・日本中医学院にて中医学を学び、国際中医薬膳師の資格を取得。「今日からできるおうち薬膳」をモットーに、身近な食材のみを使った作りやすいレシピにこだわり、家庭で毎日実践できる薬膳を提案している。書籍・雑誌・企業へのレシピ提供、web コラム、イベント出演など活動中。著書に「基本調味料で作る体にいいスープ」（主婦と生活社）がある。
HP：https://nanakoyakuzen.amebaownd.com/
Instagram：https://www.instagram.com/nanako.yakuzen/

**監修レシピ：主菜 01 ～ 04、汁・飲み物 01 ～ 06、08 ～ 10、スイーツ 02 ～ 05**

## ひろのさおり（管理栄養士・料理家）

料理好きの母親の影響を受け、幼い頃から食や料理への関心を持つ。お茶の水女子大学管理栄養士養成課程在学中に、企業でお弁当の商品開発やフードスタイリングを経験。卒業後は同大学大学院にて食品科学を専攻し、料理を科学的に美味しく作る方法や原理を研究する。研究の傍ら、レシピ開発や執筆業、出張料理サービスなどを行い、フリーランス管理栄養士として開業。大学院修了後は、食事指導、セミナー講演、料理教室講師、食関連サービスの監修など広く携わる。著書に「小鍋のレシピ 最新版」（辰巳出版）など。現在、株式会社セイボリー代表取締役。

**監修レシピ：かける薬膳 05 ～ 07、主菜 06 ～ 10、一品もの 01 ～ 05、07 ～ 10**

※本レシピは、いつものスーパーで買える食材を前提に考案されたものです。
そのため、安全面に配慮して食材を丸ごと使っていないレシピもあります。

第 4 章

# 薬膳は<br>病気にならない<br>体をつくる<br>「健康ごはん」

そもそも薬膳はどうして体にいいの？
薬膳が体に与える健康効果と
その理由となる食材の組み合わせについて
わかりやすく解説します。

# 病気になる前に体質を変えるのが薬膳

もっと薬膳のことを知りたいと思ったあなたのために、より専門的な視点で詳しく薬膳を解説します。

**薬膳の考え方は、東洋医学の中医学に基づきます。**

東洋医学と現代の西洋医学の大きな違いは、私たちの体にどうはたらきかけて健康を維持するか。

人間の体を木にたとえると、木を支える土台をつくるのが食事や睡眠、運動などです。健康なときは、この土台がしっかりしているので、栄養が体のすみずみまで行きわたり、枝も葉も、そこに咲く花も、できる実もいきいきとしています。

ところが、不摂生が続いたり、食事のバランスが崩れたり、不規則な生活が続いたりすると、土台が弱くなってきます。そうなると栄養が十分に行きわたらなくなります。そして、葉っぱが傷んできたり、花が咲かなくなったり、実がならなくなったりします。

このとき、傷んできた葉っぱに着目してはたらきかけるのが西洋医学。

弱った土台に着目してはたらきかけるのが東洋医学。

傷んだ葉っぱがきれいになれば見た目はよくなりますが、土台が弱っているのですから、しばらくすると、また葉っぱは傷んできます。

弱っている土台を強くする、要するに、**弱っている体を根本から改善しようとするのが、東洋医学**なのです。

葉っぱが傷んでいる状態は、人間でいうと、すでに病気を発症している状態で、土台はその前から弱りはじめています。そのシグナルも、実は体にあらわれています。病気というわけではないけれど、なんとなく体がだるいとか、重いとか、疲れがとれないとかありますよね。それを、東洋医学では「未病」といい、**病気にならない未病のうちに健康な体を取り戻すのが、東洋医学のはたらきかけ**。

そして、**それを食で実現するのが薬膳**なのです。

# 薬膳の組み合わせのヒントは陰陽五行説

**東洋医学では、気、血《けつ》、水《すい》（津液《しんえき》）という人の体を支える要素があります。**

**気は、生きるためのエネルギー**で、生命活動を維持する機能があります。気には両親からもらう「先天の気」と、飲食物と呼吸から得られる「後天の気」があり、気が不足したり（気虚《ききょ》）、動きが停滞したり（気滞《きたい》）すると、疲れやすくなったり、胸がつまったり、お腹が張るようになったりします。

**血は全身をめぐる栄養分**で、不足したり（血虚《けっきょ》）、停滞したり（瘀血《おけつ》）すると、脈が弱くなったり、動悸を感じるようになったり、顔色が悪くなったりします。

**水は、体の中の血液以外のすべての水分**で、不足したり（陰虚《いんきょ》）、停滞したり（水《すい》滞《たい》）すると、気圧の変化で頭痛が起きたり、のどが渇いたり、むくんできたりします。

この３つの要素の量とはたらきがバランスがよいのが、健康な状態。この要素のひとつでも乱れると体のあちこちに不調が起こるようになります。

## 気、血、水は、陰と陽のバランスが悪くなると乱れます。

東洋医学では、陰と陽のバランスがよいと病気になりにくく、バランスが崩れて陰か陽かどちらかが弱くなると病気になりやすくなると考えます。

陰陽論は紀元前３０００年頃からある古代中国の思想で、天と地、昼と夜、夏と冬、熱いと寒いというように、世の中のものはすべて陰と陽の２つで成り立っているという考え方です。

この**陰と陽と「五行」を組み合わせたのが、陰陽五行説**。

世の中のすべては陰と陽の性質をもち、木、火、土、金、水で分類されるという考え方です。そして、この5つは、木は燃えて火を生み、火は燃えつきると灰になって土になり、というように隣り合う関係は相性がよく（相生《そうせい》の関係）、水は火を消し、木は土の養分を奪うというように、向かい合う関係は相手を抑制し、コントロールするはたらき（相克《そうこく》の関係）があります。この関係性が、薬膳のヒントになります。

# 自然の食材は体への作用によって5つに分類される

自然界にある食材も、五行説によって5つに分けられます。

それが「五味《ごみ》」という分類で、酸、苦、甘、辛《しん》、鹹《かん》。

これは、味覚ではなく、体への作用によって分類されたものです。それぞれの主な作用を紹介すると次のようになります。

**酸味…ひきしめたり、体の外に出してしまうものを止める作用**

**苦味…体内の水気をとったり、熱を鎮める作用**

**甘味…やわらげたり、潤いを与えたり、元気をつけたりする作用**

**辛味…気をめぐらせたり、血をめぐらせたりする作用**

**鹹味（塩味）…かたいものをやわらかくしたり、排泄する作用**

具体的な食材をあげるならば、

酸味…レモン、梅、ざくろ、ブルーベリーなど
苦味…ゴーヤ、みょうが、ゆりねなど
甘味…かぼちゃ、スイカ、とうもろこし、はちみつなど
辛味…しょうが、ねぎ、にんにく、とうがらしなど
塩味…昆布、カニ、牡蠣、えびなど

酸、苦、甘、辛、鹹、それぞれの体への作用は、科学的にも少しずつ解明されてきました。

酸味の成分のひとつである梅に含まれるピルビン酸は、下痢止めに効果があることがわかっています。身がもろくくずれやすいさばを酢でしめる「しめさば」は、酸味のもつ筋肉や内臓をひきしめる作用を活かした調理法です。

苦味の食材のひとつであるゴーヤは、熱を鎮める効果があるから沖縄で穫れ、夏に食べる野菜として知られています。

甘味の成分であるブドウ糖や果糖は、体に入るとすばやく吸収され、エネルギーに変換されます。

とうがらしに含まれるカプサイシンという辛味成分が、血行促進、血流改善に効果があることはよく知られています。

塩味のやわらかくする作用を活用したのが、鶏むね肉や脂肪分の少ない豚肉などをやわらかくするための塩漬けです。

五味にも、木、火、土、金、水と同じような関係性が成立し、それが薬膳の組み合わせのベースになります。

その基本となるのが、**「二味配合」**。

**五行で相克の関係にある食材を組み合わせることで体への効能を調和させるだけでなく、味の調節もできるようになります。**

たとえば、酢の物（酸味）に少し砂糖（甘味）を加えてマイルドにするとか、強い甘味に塩を加えるとか（隠し塩）、大根おろし（辛味）に酢（酸味）を加えて辛味をマイルドにするとか……。

料理の隠し技的なことも、実は薬膳の考え方からくるものなのです。

五味の関係性

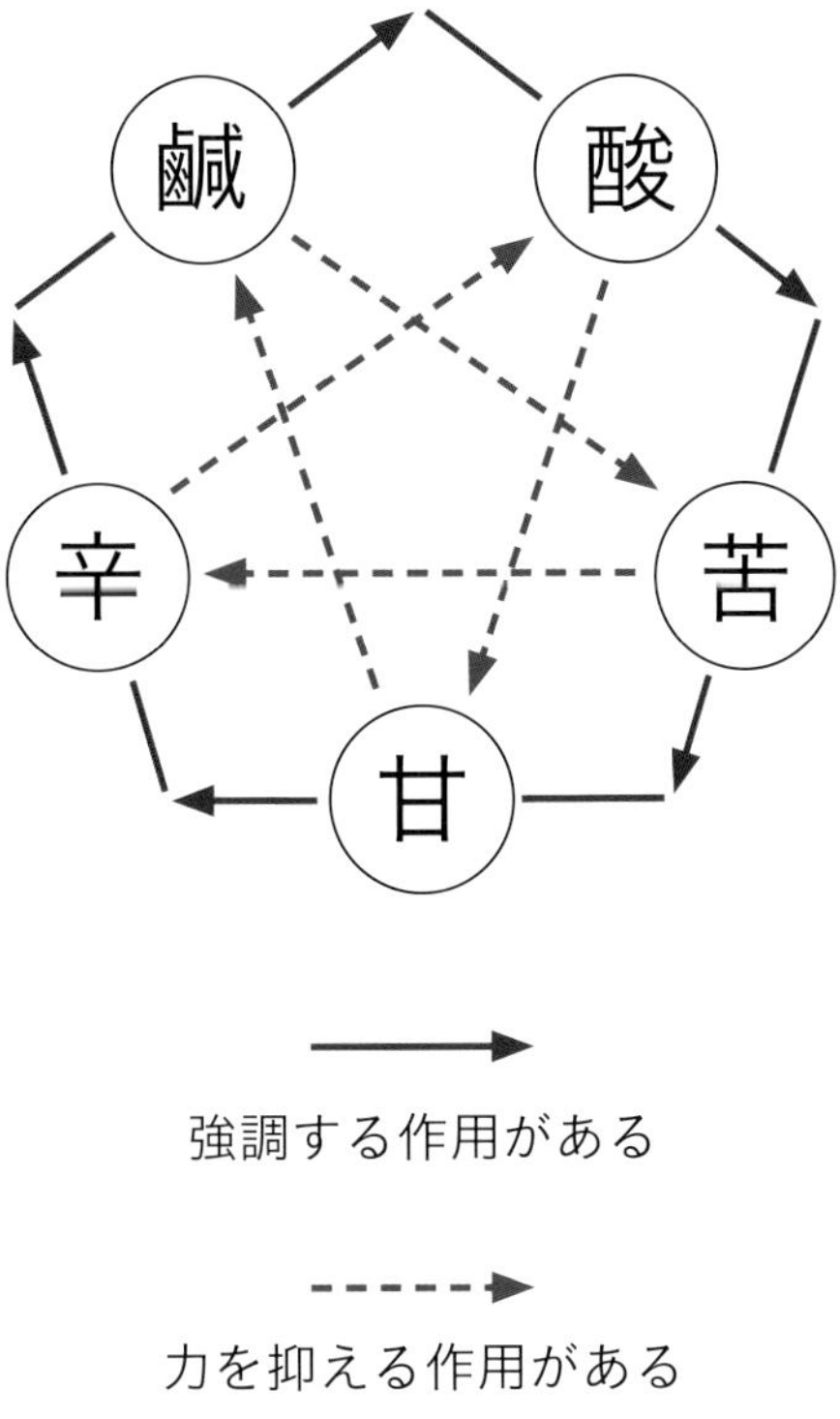


# 自然の食材には体を温める食材と冷やす食材がある

五行説では、食材の性質も5つに分類されます。これを、「五性《ごせい》」といいます。

寒、涼、温、熱、平。それぞれの特徴は次のようになります。

**寒…体を冷やす作用が強く、鎮静や消炎作用があります。**
**涼…寒ほどではないが、体を冷やす作用があります。**
**温…熱ほどではないが、体を温める作用があります。**
**熱…体を温める作用が強く、興奮作用があります。**
**平…体を温める作用も、冷ます作用もありません。**

具体的な食材をあげるならば、次のようになります。
寒…ひじき、ゴーヤ、たけのこ、スイカ、バナナ、あさりなど
涼…トマト、セロリ、冬瓜、なす、いちご、レモンなど
温…しょうが、玉ねぎ、ラッキョウ、えび、桃、なつめなど
熱…シナモン、山椒、とうがらし、にんにくなど
平…大豆、黒豆、キャベツ、山芋、さつまいもなど

五性に関しても、科学的にわかってきました。
しょうがの辛み成分であるジンゲロールやショウガオール、ねぎの香気成分である

アリシン、シンナモンに含まれるシンナムアルデヒドなどが、血流を改善し、体を温める効果があることがわかっています。

**薬膳の組み合わせは、五味と五性、そして、食材が体のどこに作用するのかという「帰経」から考えます**。

帰経は五味と対応していて、酸が肝、苦が心、甘が脾、辛が肺、鹹が腎。対応する場所は、東洋医学でいわれる「五臓六腑」という人間の内臓全体になります。

## 日本の薬膳は日本人のための健康ごはん

五味、五性、帰経に加えて、薬膳の組み合わせのバリエーションを増やすために覚えておきたいのが、季節ごとの食材の選び方です。

ここまで、薬膳は東洋医学に基づくものだと話してきましたが、**中国の薬膳と日本**

**の薬膳は、考え方は同じでも異なる料理**になります。というのは、日本の薬膳は、日本で穫れる食材を使って、日本人の体質に合わせて考えられたものだからです。

いまの時代は、四季を問わず、いろいろな野菜、果物を食べられるようになりました。便利になってうれしいことですが、四季のある日本で生活する私たちの健康の観点からいうとプラスになると言えません。

**夏には夏の、冬には冬に適した服があるように、食材にも、季節に合わせて体調を整えてくれる食材があります。**しかも、縦に長い日本では、北海道で穫れる食材と沖縄で穫れる食材が異なるように、地域によって同じ季節でも少しずつ異なります。

それが、旬の食材。

**その土地で暮らす人たちが、その土地の季節に合わせて心身を整えるためにあるのが、旬の食材**なのです。

「身土不二」という仏教用語があるように、「その土地のものを食べ、生活するのがよい」という考え方は、古くからある、健康的に生きる食の基本なのです。

# 春の酸味のある食材は<br>はたらきが活発になる肝を助ける

春になって暖かくなってくると新陳代謝が活発になり、気を体のすみずみまで送り届けたり、血を貯蔵したりする肝に負担がかかるようになります。

**肝が疲弊することであらわれてくる症状が、肩こり、花粉症、頭痛、鼻づまり、のどの痛み、めまい、ふらつきなど。**春にとれる酸味のある食材は、肝の機能を助ける効果があります。

## 春が旬の食材

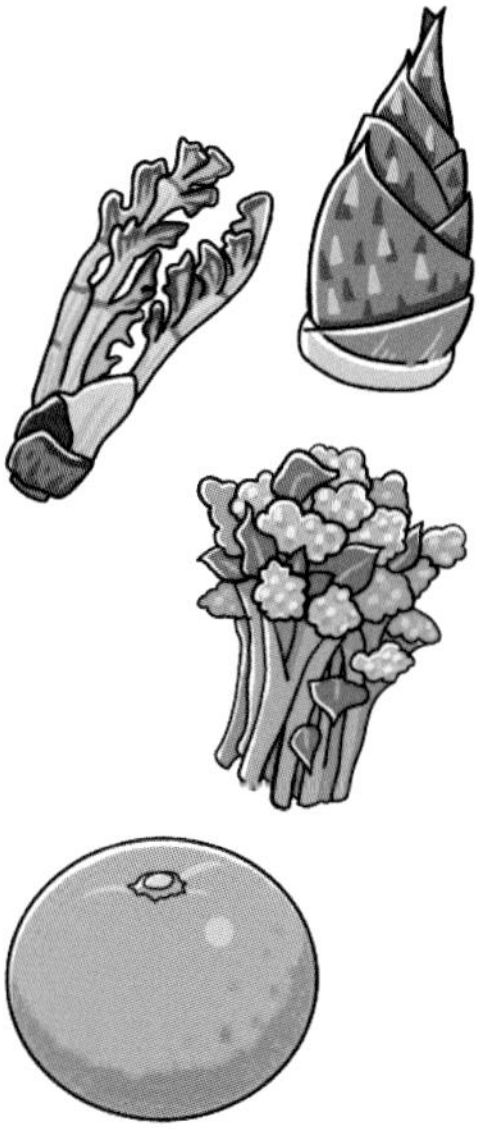

たけのこ・たらの芽
菜の花・甘夏
伊予柑・夏みかん
はっさく・ネーブル
春かぶ・新ごぼう
ふき・よもぎ・
うど……

# 夏の寒涼性の食材は気温上昇による心の高ぶりを抑える

夏になって気温が上昇し、湿度が高くなると、全身に血を送り出したり、精神を安定させたりする心に負担がかかるようになります。

**心がオーバーヒート気味になることであらわれる症状が、夏バテ、熱中症、食欲不振、消化不良、疲労、不眠など**。夏の野菜や果物には、体の余分な熱を冷ます効果があり、心の高ぶりを抑えることができます。

## 夏が旬の食材

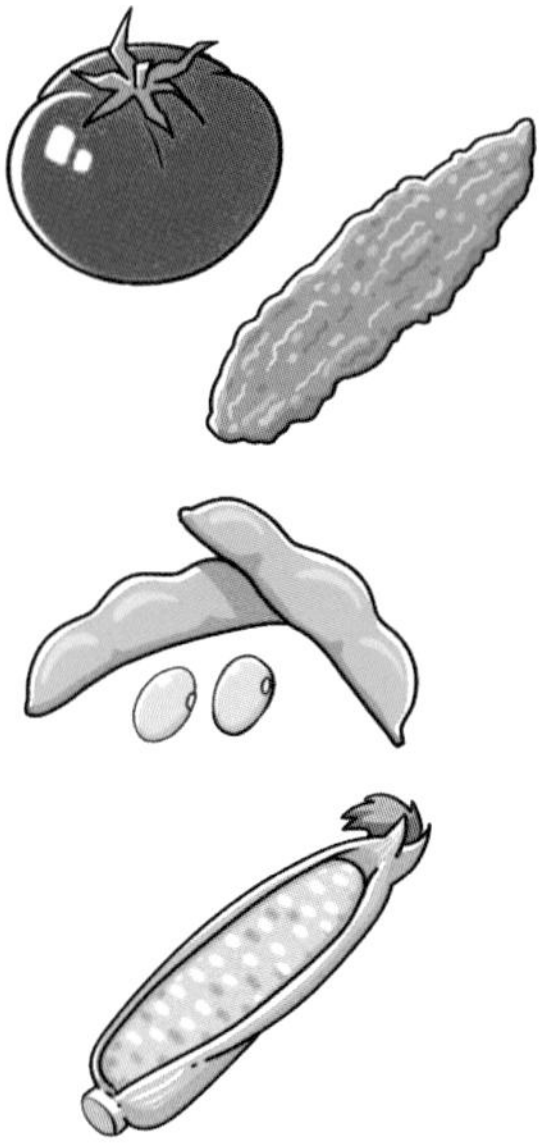

ゴーヤ・レタス
緑茶・トマト
アスパラガス・枝豆
オクラ・きゅうり
冬瓜・とうもろこし
なす・モロヘイヤ
スイカ・メロン……

# 秋が旬の食材は肺やのどを潤してくれる

秋は乾いた空気を鼻や口から吸い込むことで、肺や大腸に負担がかかりやすくなります。**鼻やのどが乾燥してくるとあらわれる症状が、咳、痰、気管支炎、ぜんそく、風邪、皮膚のかゆみなど。**

秋が旬の野菜や果物は、体を潤し、咳や痰を止める効果があります。

## 秋が旬の食材

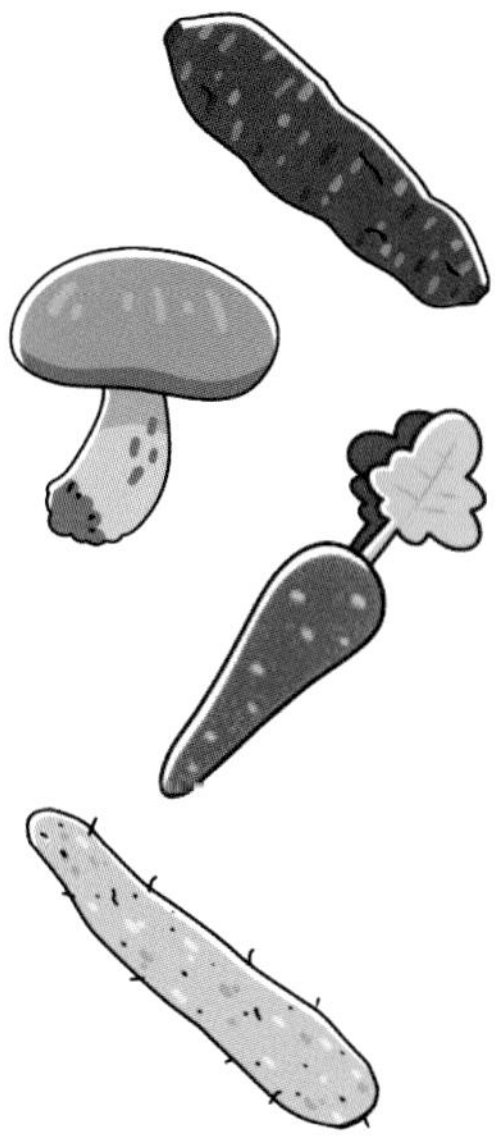

さつまいも・くるみ
しいたけ・しめじ
まいたけ・にんじん
山芋・れんこん
ナシ・かつお
鮭・さば・
里いも……

# 冬に負担がかかる腎を助けるのは鹹味と黒い食材

エネルギーをため込もうとする冬は、生命活動のエネルギーを貯蔵する腎に負担がかかるようになります。

**腎の機能が衰えるとあらわれる症状がむくみや冷え、貧血、膀胱炎、下痢、関節痛、腰痛など**。腎を助ける食材は、黒豆、黒ごま、黒きくらげ、ごぼうなど黒い食材や鹹味の食材です。

## 冬が旬の食材

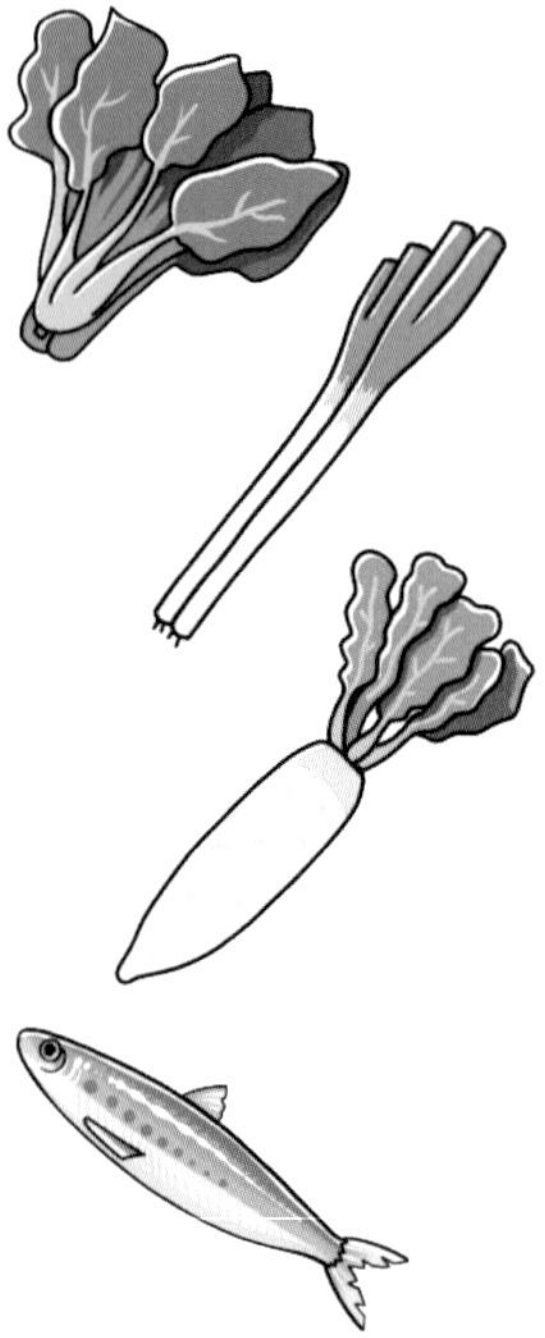

ほうれん草・ねぎ
大根・しじみ
いわし・ひじき
あさり・昆布
わかめ・白菜……

## 食材を上手に組み合わせることで食が窮屈にならない

薬膳は、陰陽五行説に基づいて自然の食材を組み合わせることで体質の改善を図り、病気にならない体をつくります。

**薬膳料理が、組み合わせのコツを覚えると長く続けられるのは、健康になるために、あれを食べてはいけない、これを食べてはいけないという制約が少ないから**です。もちろん、暴飲暴食や偏った食事は体のバランスを崩すことになりますが、食材をうまく組み合わせることで、体に対する作用をコントロールできるため、食べてはいけないものが少なくなります。

それは味にもいえることで、辛味や塩味、甘味をうまく組み合わせることで、体調を整えるために必要な栄養分を必要なだけ摂ることができます。

逆に、食品成分表や栄養成分の科学的なデータに基づいた健康料理のほうが、どちらかというと制約が多いかもしれません。減塩しましょう、たんぱく質は制限しましょう、脂肪分は減らしましょう、甘いものは控えましょうと禁じる傾向ですから、中には、なにを食べていいのかわからなくなっている人もいるでしょう。

**食が窮屈になると、人生を楽しめなくなります。**

中国では、医師を上医、中医、下医とに分けます。

下医は症状を治す医師、中医は病気になった理由を治す医師、上医はそもそも病気になりにくい状態をつくる医師。

「聖人（名医）は、病気になってから治すのではなく、病気になっていないもの（未病）を治す」

これは、２０００年以上も前に書かれた東洋医学の書物に残る言葉です。

**自分の名医は自分自身。**

日々の生活の中で自分自身の状態を知り、状態に合わせて日々の食事を通して、体調を整える。**食事こそが、自分の体を健康に維持してくれる大薬**なのです。

## おわりに

私が薬膳と出会ったのは、子どものアレルギーがきっかけでした。病院の治療ではなかなか改善せずに悩んでいたとき、知人を介して、日本における薬膳の第一人者である追立久夫氏と知り合ったのです。

追立氏の料理をはじめて口にしたとき、私は驚愕し、また感激しました。薬膳というと、体にいいけれど少し薬っぽさがあり「良薬口に苦し」というイメージを持っていたのですが、すべてが美しく、おいしかった。それだけでなく、子どものアレルギーも、日に日に良くなっていく……。こんな料理があるのかと、圧倒されました。追立氏が薬膳をはじめたきっかけが自分の子どもの病気だったことを知ったのは、その後のことです。それ以来、私の夢は「美味」と「健康」を両立するこの薬膳を、一人でも多くの人に届けることになりました。

追立氏を総料理長に迎えて立ち上げた薬膳レストラン「然の膳」は、幸いにも医療関係者に高く評価していただき、順調に出店数を伸ばすことができています。

そして「然の膳」を旗印として、お米やカレー、ふりかけ、ソースなど、オリジナル商品の開発と販売も徐々に広がってきました。

とはいえ、まだまだ一般的な薬膳のイメージは「難しそう」「おいしくなさそう」というところを脱し切れていません。もちろん、薬膳を食べられる場や、薬膳に興味を持つ方は以前より格段に増えました。ただ、「食卓に当たり前に薬膳が取り入れられる」ところまでは至っていないと思います。

今回この本を出版するにあたって考えたのは、いかに薬膳と食卓の境界をなくせるか。薬膳の理屈は後回しにして、まず「おいしい」「楽しい」「体にいい」を感じてもらうことに尽きます。今、食に対して健康や持続可能性を求める機運が高まっていると感じます。それにはまさに薬膳がうってつけです。この本をきっかけに、一人でも多くの人に「美味」と「健康」が届けられたら、それに勝る喜びはありません。

最後に、医療監修をしていただいた田中奏多先生、レシピ開発にご協力いただいた岩崎小百合さん、齋藤菜々子さん、ひろのさおりさんに、この場を借りて厚く御礼申し上げます。

株式会社フードテックジャパン　代表取締役　山下展誉

# プロフィール

薬膳レストラン
## 然の膳（ぜんのぜん）

体によくておいしい食事をコンセプトに全国展開するレストラン。「おいしくなさそう」という薬膳のイメージを覆すメニューが評判を呼び、病院、医療センターなどへ次々と出店。2015年末から2020年にかけて店舗数が4→31店舗へと、約8倍に急拡大している（一般食堂、職員食堂、FCを含む）。

レストランのメニューは、日本における薬膳料理の大家、追立久夫氏のアイデアをもとに食べやすさと中医学の効能を両立。

株式会社フードテックジャパンが運営。同社ではレストランのほか、自治体施設や経済産業省へのカフェの出店、「然の膳米」や薬膳ふりかけ、薬膳カレーなどを販売するオンラインショップ、薬膳料理が学べる「然の膳　薬膳学院」などを展開している。

[然の膳　公式ホームページ]
https://zen-no-zen.com/

（監修）
## 田中奏多（たなか・かなた）

東京TMSクリニック院長。BESLI CLINIC COO。医師・調理師。東京・神田に「働く人の薬に頼らない心のクリニック」ベスリクリニックを2014年共同創設。ベスリクリニックCOO:Chief Operating Officerとして「社会のニーズに合わせた医療サービス」の構築を担当。ハーバード大学TMSコースを修了し、2020年5月東京・恵比寿にTMS治療専門クリニックである東京TMS（Tokyo total Mental Stress Clinic）クリニックを開院。

著書に『眠る投資　ハーバードが教える世界最高の睡眠法』（アチーブメント出版）。「林修の今でしょ！講座」（テレビ朝日）、「爆報THEフライデー」（TBS）などメディア出演多数。

# 大人気レストラン「然の膳」の 世界一美味しいカンタン薬膳ごはん

発行日　2020年11月28日　第1刷
発行日　2023年2月17日　第3刷

**著者**　然の膳
**監修**　田中奏多

**本書プロジェクトチーム**
**編集統括**　柿内尚文
**編集担当**　中山景
**編集協力**　洗川俊一
**カバーデザイン**　山之口正和（OKIKATA）
**本文デザイン**　菊池崇+櫻井淳志（ドットスタジオ）
**レシピ開発協力**　岩崎小百合、齋藤菜々子、ひろのさおり
**調理アシスタント**　海老原由里子、風間幸代、中澤佐紀
**フードスタイリング**　小俣瑠璃、中村仁美
**レシピ撮影**　中村圭介
**協力**　岩垣伸哉（パラダイスファクトリー）、ゼフィー株式会社、
一般社団法人 然の膳 薬膳学院、田代貴久（キャスティングドクター）
**イラスト**　田口梨野
**校正**　荒井よし子

**営業統括**　丸山敏生
**営業推進**　増尾友裕、綱脇愛、桐山敦子、相澤いづみ、寺内未来子
**販売促進**　池田孝一郎、石井耕平、熊切絵理、菊山清佳、山口瑞穂、吉村寿美子、
矢橋寛子、遠藤真知子、森田真紀、氏家和佳子
**プロモーション**　山田美恵、山口朋枝

**編集**　小林英史、栗田亘、村上芳子、大住兼正、菊地貴広、山田吉之、
大西志帆、福田麻衣
**講演・マネジメント事業**　斎藤和佳、志水公美、程桃香
**メディア開発**　池田剛、中村悟志、長野太介、入江翔子
**管理部**　八木宏之、早坂裕子、生越こずえ、本間美咲、金井昭彦
**マネジメント**　坂下毅
**発行人**　高橋克佳

発行所　株式会社アスコム

〒105-0003
東京都港区西新橋2-23-1　3東洋海事ビル
編集局　TEL：03-5425-6627
営業局　TEL：03-5425-6626　FAX：03-5425-6770

印刷・製本　株式会社光邦


Printed in Japan ISBN 978-4-7762-1111-2